DIAGNOSTIC

DES

AFFECTIONS CHIRURGICALES DU REIN

PAR

Le Dr Marcel DESCHAMPS

ANCIEN INTERNE DES HOPITAUX DE PARIS
MEMBRE CORRESPONDANT DE LA SOCIÉTÉ ANATOMIQUE
MÉDAILLE DE BRONZE DE L'ASSISTANCE PUBLIQUE

PARIS
G. STEINHEIL, ÉDITEUR
2, RUE CASIMIR-DELAVIGNE, 2

1902

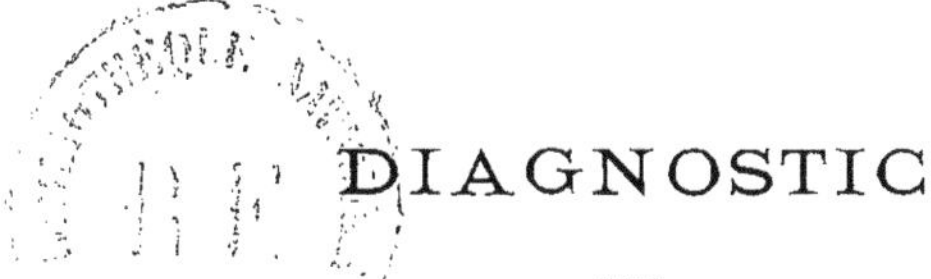

DIAGNOSTIC

DES

AFFECTIONS CHIRURGICALES DU REIN

DU MÊME AUTEUR

Abcès sous-phrénique, Obs. in thèse Rosain, 1897.

Hypertrophie du thymus et mort subite chez un nourrisson. *Bulletin de la Société Anatomique*, décembre 1899.

Sur l'asepsie opératoire (en collaboration avec Bazy) *Bulletin de la Société de Chirurgie*, mai 1900.

Hydronéphrose double consécutive à une paramétrite ancienne. *Bulletin de la Société Anatomique*, mai 1900.

Torsion de l'épiploon (en collaboration avec Souligoux). *Bulletin de la Société Anatomique*, mars 1901.

Fibrome kystique (en collaboration avec Souligoux). *Bulletin de la Société Anatomique*, avril 1901.

Cancer de l'ovaire et de l'estomac avec carcinose péritonéale et ascite lactescente (en collaboration avec Souligoux). *Bulletin de la Société Anatomique*, avril 1901.

DIAGNOSTIC

DES

AFFECTIONS CHIRURGICALES DU REIN

PAR

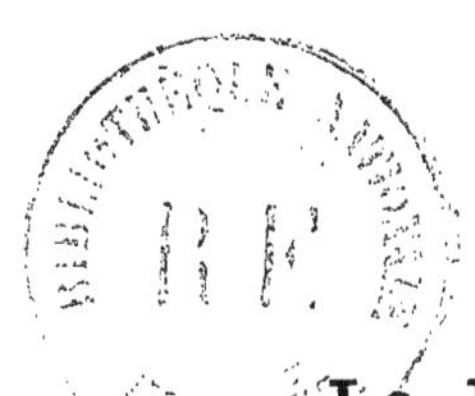

Le Dr Marcel DESCHAMPS

ANCIEN INTERNE DES HOPITAUX DE PARIS
MEMBRE CORRESPONDANT DE LA SOCIÉTÉ ANATOMIQUE
MÉDAILLE DE BRONZE DE L'ASSISTANCE PUBLIQUE

PARIS
G. STEINHEIL, ÉDITEUR
2, RUE CASIMIR-DELAVIGNE, 2

1902

A MON PRÉSIDENT DE THÈSE

M. LE PROFESSEUR GUYON

A MES MAITRES DANS LES HÔPITAUX

M. LE DOCTEUR GÉRARD-MARCHANT

(Stage 1892, Laënnec)

M. LE DOCTEUR CHARRIN

PROFESSEUR AGRÉGÉ

(Stage 1893, Charité)

M. LE DOCTEUR CHAPUT

(Externat 1894, Salpêtrière)

M. LE PROFESSEUR BOUCHARD

(Externat 1895, Charité)

M. LE PROFESSEUR FOURNIER

(Externat 1896, Saint-Louis)

M. LE DOCTEUR CHAMPETIER DE RIBES

(Externat 1896, Maternité de l'hôpital Tenon)

MM. LES DOCTEURS FLORAND, COURTOIS-SUFFIT, DALCHÉ

(Externat 1897, Beaujon)

M. LE DOCTEUR LACOMBE

MÉDECIN DE L'HÔPITAL BEAUJON

(Internat 1898)

M. LE DOCTEUR JALAGUIER

PROFESSEUR AGRÉGÉ

CHIRURG. DE L'HOSPICE DES ENFANTS-ASSISTÉS

(Internat 1899)

M. LE DOCTEUR BAZY

CHIRURGIEN DE L'HÔPITAL BEAUJON

(Internat 1900)

M. LE DOCTEUR PEYROT

PROFESSEUR AGRÉGÉ

CHIRURGIEN DE L'HÔPITAL LARIBOISIÈRE

(Internat 1901)

M. LE DOCTEUR SOULIGOUX

CHIRURGIEN DES HÔPITAUX

(Internat 1901)

DIAGNOSTIC

DES

AFFECTIONS CHIRURGICALES DU REIN

INTRODUCTION

Le diagnostic des affections chirurgicales des reins présente une importance considérable pour des raisons multiples. Il importe en effet tout d'abord de dépister rapidement ces affections, de faire un diagnostic précoce, car les interventions sur le rein doivent être des interventions précoces pour être utiles. En second lieu, le diagnostic de l'affection elle-même n'est pas suffisant, il faut faire aussi le diagnostic de l'état de l'autre rein, surtout de son état fonctionnel, de sa valeur physiologique. Dans la plupart des cas où une intervention sur le rein sera décidée, il faudra faire cette recherche avec soin ; car souvent, au cours d'une opération, on peut être amené à modifier sa décision ; parti pour faire une néphrotomie, on peut être amené à faire une néphrectomie : dans certains cas de pyonéphrose par exemple, la néphrotomie doit céder le pas à la néphrectomie si le rein est trop altéré ; il y a alors avantage à supprimer radicalement et immédiatement une suppuration qui arriverait à faire dégénérer le rein resté sain ; et dans ces cas on sait que la néphrotomie ne suffit pas à tarir cette suppuration, et qu'elle laisse la plupart du temps des fistules interminables. On comprend donc quelle est l'importance du diagnostic de l'état fonctionnel du rein opposé : le chirurgien doit l'avoir fait avant de prendre le bistouri, il doit savoir ce que peut attendre le malade de son autre rein, afin de pouvoir enlever l'organe malade si cela lui paraît nécessaire.

La connaissance de l'intégrité physiologique d'un rein peut aussi être utile pour poser l'indication d'une opération conservatrice (urétéropyélonéostomie, urétéronéocystostomie) dans les cas de fistules rénales ou urétérales.

L'état fonctionnel du système rénal présente encore une grosse importance, relativement au choc opératoire : nous savons combien les opérations sur le rein choquent facilement les malades ; ce choc tient évidemment en grande partie à cet état fonctionnel : plus il est parfait, moins le choc est violent. A ce point de vue, il faut peut-être aussi tenir compte de l'influence du chloroforme sur le rein lui-même, les expériences d'Israël ont montré que le chloroforme exerçait une action nuisible sur l'épithélium rénal (1).

Nous nous proposerons donc d'étudier dans ce travail les différents procédés d'examen du rein, tant au point de vue physique qu'au point de vue fonctionnel. Nous avons voulu rassembler les différentes méthodes que le clinicien a à sa disposition pour faire un diagnostic aussi complet que possible des affections chirurgicales des reins. Nous exposerons aussi simplement et aussi succinctement que possible ces diverses méthodes, nous proposant seulement de les mettre à la portée du chirurgien, de les lui indiquer en nous plaçant constamment au point de vue clinique.

Dans une première partie, nous étudierons les moyens d'exploration physique du rein. Dans une deuxième partie, nous exposerons un aperçu rapide de la séméiologie rénale, afin de montrer son importance, car dans une affection du rein ,il est exceptionnel de voir l'absence de symptômes fonctionnels : on peut dire que, d'une manière générale, un rein malade manifeste sa lésion ; l'examen des signes cliniques et généraux offre donc une grosse importance et c'est souvent grâce à cet examen que le diagnostic peut être tranché d'une façon affirmative.

Enfin, dans une troisième partie, nous passerons en revue les méthodes d'exploration fonctionnelle de l'appareil rénal : analyse des

(1) ISRAEL, *Chirurgie du rein et de l'uretère*. Traduction par GUILLERMO RODRIGUEZ, Paris, 1900.

urines, toxicité urinaire, cryoscopie, cathétérisme urétéral, élimination du bleu de méthylène et de la phloridzine, etc. Les deux premières parties nous montreront les moyens de faire le diagnostic de la lésion, la troisième nous montrera les moyens de poser les indications opératoires et le pronostic.

Au cours de ce travail, nous développerons quelques points de l'enseignement de notre maître le Dr Bazy : nous tenons à le remercier ici de nous avoir inspiré le sujet de cette thèse et à lui adresser l'hommage de notre profonde reconnaissance.

PREMIÈRE PARTIE

EXAMEN PHYSIQUE

CHAPITRE PREMIER

Inspection.

L'inspection donne peu de renseignements sur l'état du rein : il faut que celui-ci soit considérablement augmenté de volume pour qu'il fasse saillie à l'extérieur, et encore pourrait-on confondre cette saillie avec une pleurésie purulente, un abcès sous-phrénique, une tumeur de la rate, du foie, de la vésicule biliaire, de l'intestin, etc.

Nous verrons, en étudiant la séméiologie du rein, combien est parfois délicat le diagnostic de ces différentes tumeurs.

Pour le moment, il nous suffit de savoir qu'un rein augmenté de volume peut soulever la paroi abdominale et se manifester à l'extérieur par une voussure de cette paroi lorsqu'on examine le malade dans le décubitus dorsal. Ce même rein, lorsqu'on examinera le malade dans la station verticale en se plaçant de préférence derrière lui, pourra effacer la concavité normale du flanc et la combler en quelque sorte. Ce dernier fait s'observe d'ailleurs rarement, et l'effacement du flanc appartient bien plus souvent au phlegmon périnéphrétique qu'aux lésions rénales proprement dites qui ont plutôt une évolution antérieure.

Quelquefois, lorsque le malade aura de la ptose généralisée des viscères abdominaux et de sa paroi, on pourra voir une dépression sous-costale, en coup de hache, répondant à la région normalement occupée par le rein. C'est que le malade étant dans le décubitus dorsal, sa paroi abdominale s'affaisse en bateau, et d'autant plus que le rein sera descendu dans l'abdomen.

C'est donc surtout l'augmentation de volume du rein qui apportera quelque différence d'aspect dans l'inspection du malade : nous renvoyons, pour plus de détails, au chapitre de séméiologie rénale où nous étudions l'hypertrophie rénale d'une façon générale.

CHAPITRE II

Palpation.

La palpation du rein peut donner des renseignements importants et permet d'étudier la sensibilité de cet organe, ses variations de volume, de forme, de consistance, sa mobilité, ses déplacements ; on a même été jusqu'à dire qu'elle pouvait donner une sensation de crépitation dans les cas de calculs du rein (1).

Mais il faut savoir que le rein normal et normalement situé n'est pas palpable; pour le sentir, il faut qu'il soit augmenté de volume ou déplacé. En outre, il faut savoir obtenir du malade la résolution musculaire de sa paroi abdominale : si sa sensibilité est trop exagérée, on pourra alors s'aider de l'anesthésie chloroformique.

Il sera parfois utile aussi de vider l'intestin avant l'examen.

Il existe trois procédés classiques de palpation du rein, que nous décrirons successivement :

1° Le palper de Trousseau ;

2° Le ballottement rénal de Guyon (2);

3° Le palper néphroleptique de Glénard (3) ;

4° Le procédé d'Israël (4).

1° **Procédé de Trousseau.** — Le malade est dans le décubitus dorsal, les cuisses légèrement fléchies ou étendues : on s'attachera à bien obtenir la résolution musculaire complète. Le chirurgien se met de

(1) J. Berton, *Tuberculose et Lithiase rénales. Essai sur leur diagnostic différentiel.* Th. de Paris, 1900.

(2) Guyon, *Leçons cliniques.*

(3) Glénard, *Province médicale*, 16 avril 1887.

(4) Israel, *Berl. klin. Woch.*, 1889, n°s 7 et 8.

préférence du côté du rein à examiner ; il place une main en arrière, dans l'angle costo-musculaire, c'est-à-dire dans l'angle formé par le rebord costal et la masse sacro-lombaire, angle que l'on ne doit pas confondre avec l'angle costo-vertébral. Cette main doit soulever et soutenir la paroi postérieure, tandis que l'autre main déprime doucement en profitant des mouvements d'expiration, sans brusquerie et avec le bout des doigts, l'hypocondre, en procédant de haut en bas et en descendant le long du bord externe du muscle droit.

Si le rein est plus gros que normalement, on le sentira interposé entre les deux mains; s'il est simplement déplacé, une légère pression le fera remonter dans sa loge en produisant un ressaut caractéristique, parfois visible pour le spectateur.

La main antérieure appréciera le contour de l'organe, sa forme, sa consistance.

2° **Ballottement de Guyon.** — Guyon conseille d'imprimer avec la main postérieure, placée comme Trousseau l'indique, de petites secousses au rein, d'arrière en avant. La main antérieure perçoit alors le choc rénal si l'organe est augmenté de volume ou déplacé: les mouvements qu'on lui imprime permettent mieux à cette main de le délimiter.

Cette manœuvre peut aider à la délimitation du rein, mais n'est nullement caractéristique d'une hypertrophie rénale : tous les organes de l'abdomen peuvent donner la sensation de ballottement, même des productions néoplasiques ou inflammatoires (cancer de l'intestin, gâteaux de la péritonite tuberculeuse, de l'appendicite, etc.).

3° **Palper de Glénard.** — Glénard embrasse le flanc dans la concavité du bord externe d'une seule main ; les quatre doigts sont placés en arrière dans l'angle costo-musculaire, tandis que le pouce de la même main palpe la face antérieure du rein en déprimant la paroi antérieure.

Ce procédé est surtout fait pour le rein mobile; le rein descendu est saisi dans un anneau limité, en dehors par le bord de la main, et en dedans par la colonne vertébrale en arrière, et par l'autre main en avant. Car l'auteur conseille d'aider le pouce dans son travail de dépression avec les doigts de l'autre main, qui déprime un peu plus en dedans, de façon à empêcher le rein de fuir vers la ligne médiane. Le palper de Glénard est donc aussi un palper bimanuel, contrairement à ce qu'on pense généralement.

Comme nous venons de le dire, ce procédé est surtout applicable au rein mobile que l'on sent facilement filer sous le pouce ; mais il est mauvais pour bien apprécier la forme et la consistance d'un rein volumineux, on perçoit mal ainsi les sensations à analyser. Et il faut en outre que le sujet soit maigre et la paroi abdominale extrêmement souple.

4° **Procédé d'Israël.** — Le malade est dans le décubitus latéral, couché sur le côté sain, les cuisses demi-fléchies. Dans cette position, la paroi abdominale est très relâchée et le rein a tendance par son propre poids à basculer en bas et en avant ; il s'isole ainsi du foie qui est solidement fixé au diaphragme.

Le chirurgien se place la face tournée du côté de la tête du malade, met une main dans l'angle costo-musculaire et avec l'autre déprime la paroi abdominale antérieure de façon à saisir le rein entre les deux mains. C'est sur une verticale élevée par le milieu de l'arcade de Falope et à 2 centimètres au-dessous du rebord costal qu'il faut rechercher la face antérieure du rein, un peu moins près de la ligne médiane que le recommande Guyon.

Ce procédé a l'avantage de détacher nettement le bord antérieur du foie et le bord de la rate ; on sent ces bords plus nettement. Si donc on sent un bord tranchant, on ne sera pas sur le rein, il faudra chercher au-dessous. Par ce moyen, on délimite plus nettement la face antérieure du rein et on arriverait à diagnostiquer des tumeurs très peu volumineuses, d'après Israël, mais pourvu que le cancer revête la forme circonscrite, car alors il se développe en bosselures, superficiellement ; si le cancer présente la forme infiltrée, cet auteur avoue que son procédé pas plus que les autres ne permet de sentir la tumeur, car il se développe sans altérer la forme ni le volume du rein, et on assiste à des phénomènes métastatiques avant d'avoir pu poser l'indication de la néphrectomie.

Nous ne ferons que citer le procédé de Trastour, dans lequel le malade est assis sur une chaise, le tronc légèrement incliné en avant ; et le procédé de Plicque qui met son malade dans la position genu-pectorale.

Mais il ne suffit pas toujours de palper le rein pour se rendre compte de ses lésions ; il peut être malade sans être augmenté de volume, et nous avons dit qu'un rein de grosseur normale ne pouvait pas être apprécié par la palpation. Dans les cas de pyélite et même de pyélo-néphrite accentuée, le rein pourra ne pas être sensible à la palpation ; il faudra alors avoir recours à la palpation du bassinet.

Plus exactement on devra rechercher si la pression au niveau du bassinet est douloureuse ; et la plupart du temps la pression provoquera de la douleur. Cette douleur pourra s'irradier vers la fosse iliaque, les aines, les testicules, en suivant le trajet de l'uretère. Cette pression pourra provoquer encore assez souvent un phénomène réflexe du côté de la vessie, et le malade éprouvera un besoin d'uriner ; c'est ce que Bazy a décrit sous le nom de réflexe pyélo-vésical (1) ; il compare cette irradiation à celle de la colique néphrétique, mais avec cette différence qu'elle est ici provoquée.

Le point à comprimer est situé sur la paroi abdominale antérieure à 2 ou 3 centimètres en dehors de la ligne médiane et immédiatement au-dessous du rebord costal.

D'après Tourneur, le point qui répond au bassinet est situé sur une ligne verticale élevée de l'union du tiers interne avec les deux tiers externes de l'arcade crurale, au niveau du croisement de cette ligne avec la 12e côte.

(1) Bazy, Du réflexe urétéro-vésical et pyélo-vésical et du signe de Bouchard en pathologie rénale. *Presse médicale*, 20 avril 1901.

Cette pyurie intermittente coïncide en général avec l'évacuation d'une collection purulente retenue dans le bassinet, car les abcès du parenchyme rénal assez volumineux pour attirer l'attention par la pyurie qu'ils provoquent sont exceptionnels. La rétention purulente provient d'une oblitération de l'uretère par un calcul, par une concrétion purulente ou sanguine, ou une coudure, ou un rétrécissement de ce conduit ; l'obstacle cède un jour, ou est forcé, et le pus apparaît dans l'urine ; puis, la poche évacuée, l'urine redevient limpide et la collection se reforme à nouveau en même temps que le bassinet devient gros, douloureux à la palpation, et spontanément le malade a de la fièvre et des signes généraux d'infection ; une évacuation nouvelle de sa collection lui amène une nouvelle amélioration dans son état général,

Quelquefois, la tumeur rénale se développe en haut, vers la cage thoracique, et il est impossible de la sentir à la palpation ; les caractères que nous venons d'indiquer suffisent à faire penser à une pyonéphrose.

Cette pyurie intermittente peut se rencontrer quelquefois dans la tuberculose rénale.

En général, dans la tuberculose, la pyurie est constante à la période avancée, tenace et survient insidieusement ; elle est spontanée, constante et durable, dit Guyon.

Au début, il faut l'aide du microscope pour constater la présence de quelques globules de pus ; mais, quand arrive la période de ramollissement en masse, le pus devient abondant, et les urines se divisent en deux couches, une couche inférieure composée de pus et de sang mélangés avec de petites concrétions phosphatiques, riche en bacilles de Koch, et une couche supérieure plus ou moins opaque. La couche inférieure présente quelquefois de véritables couches stratifiées.

Le pus peut se présenter aussi sous forme de grumeaux.

Les urines présentent en général une réaction acide à laquelle certains auteurs attribueraient une grosse importance ; nous avons dit plus haut que les urines rénales étaient rarement ammoniacales.

Bouchard a indiqué une réaction particulière du pus rénal. On prend de l'urine à examiner dans un tube à essai, après avoir agité le bocal qui contenait cette urine ; puis on y ajoute quelques gouttes de liqueur de Fehling de manière à avoir une coloration verdâtre de l'urine. On agite le tube à essai à petits coups secs, il se produit des globules d'air dans l'urine, ces globules montent rapidement à la surface du liquide s'il n'y a pas de pus ; si l'urine renferme du pus, ces globules, emprisonnés par les leucocytes qui ont été dilués par les secousses, montent très lentement vers le haut et un très grand nombre reste en suspension dans l'urine à des hauteurs variables. On chauffe ensuite doucement en évitant l'ébullition et peu à peu, on voit se former un magma qui se condense en emprisonnant les globules d'air restés en suspension ; ce magma monte vers la surface du liquide et se condense de plus en plus, ressemblant alors absolument à un crachat nummulaire qui flotte à la surface du liquide antiseptique du crachoir d'hôpital. Ce crachat serait caractéristique du pus rénal ; le pus venant de la vessie ne se condenserait pas de cette façon. Cette réaction a certainement de la valeur au point de vue du diagnostic de l'infection urinaire : nous l'avons toujours vue concorder avec les autres méthodes de recherche du pus ; mais nous croyons que sa présence n'indique nullement un pus rénal, nous l'avons trouvée dans des cas très nets de cystite simple et même d'urétrite, et l'opinion que nous émettons s'appuie sur un très grand nombre d'examens, tant communiqués que personnels. D'ailleurs, nous avons obtenu très nettement cette réaction expérimentalement avec de l'urine purulente artificiellement obtenue en diluant du pus vulgaire d'un phlegmon de la main dans de l'urine normale.

L'ensemble des signes qui permettent d'affirmer que le pus vient du rein doit être recherché dans son entier, et avec grand soin. Il est en effet d'une importance extrême de faire le diagnostic de la pyélonéphrite au début, et tout le monde est d'accord pour intervenir d'une façon précoce, comme Bazy l'a indiqué (1).

En outre, plus on attend, plus le rein s'altère ; et, dans le cas de rétention septique, ces altérations prennent une importance considérable et constituent une indication pressante ; car Gosset a montré que souvent le rein resté sain n'avait aucune tendance à suppléer le rein malade, et que l'hypertrophie compensatrice faisait défaut (2).

(1) Bazy, De la néphrotomie et en particulier de la néphrotomie précoce dans les pyonéphroses (12e *Congrès français de Chirurgie*, Paris, 1898).

(2) Gosset, *Etude sur les pyonéphroses*. Th. de Paris, 1900.
Traitement des rétentions rénales. *Revue de Chirurgie*, mars 1900.

D'autre part, le diagnostic de pyurie doit être fait avec grand soin, et demande un examen approfondi ; la recherche du pus doit se faire non pas seulement à l'aide des réactions chimiques souvent trompeuses, mais avec l'aide du microscope et en multipliant les examens s'il le faut.

Il ne faut pas se hâter, en présence d'une urine trouble et d'une tumeur de la région lombaire, d'affirmer l'existence d'une pyonéphrose. Bazy a signalé un certain nombre d'erreurs de ce genre, et a insisté sur l'utilité d'un examen microscopique approfondi du dépôt urinaire, malgré tous les symptômes qui peuvent faire penser à une affection rénale (1).

Estrabaut, étudiant les pseudo-pyonéphroses des faux urinaires, conclut que pour faire le diagnostic de pyonéphrose vraie, il faut tenir un grand compte :

« 1° De la coexistence des douleurs rénales et du dépôt dans l'urine ;

« 2° De l'absence de douleurs quand l'urine devient claire. En effet, cette intermittence du trouble de l'urine devrait correspondre à une rétention de pus dans le bassinet avec une distension plus ou moins forte du rein, distension qui produit la douleur ;

« 3° Le défaut de concordance entre les douleurs et la limpidité d'une part, entre l'absence de douleurs et le trouble de l'urine d'autre part, pourra à lui seul faire mettre en doute l'existence d'une pyonéphrose ;

« 4° De même, l'absence de phénomènes généraux et de la fièvre, surtout au moment où les urines sont claires et où du pus peut être retenu, éloignera l'idée de pyonéphrose. La rétention de pus s'accompagnerait, en effet, des phénomènes généraux habituels. Ces signes de distension rénale purulente devront donc toujours être recherchés, avant de porter le diagnostic de tumeur rénale septique, de pyonéphrose (2). »

Chez la femme enceinte qui présente de la pyurie, le diagnostic se pose souvent entre la cystite gravidique et la pyélo-néphrite par com-

(1) Bazy, Des pseudo-inflammations des voies urinaires. *Annales des maladies des organes génito-urinaires*, 1899, p. 241.

(2) Estrabaut, *les faux Urinaires*. Th., 1899, p. 112.

pression des uretères ; d'autant plus que fréquemment les malades accusent peu de douleur du côté du rein, mais se plaignent surtout de mictions fréquentes, douloureuses surtout vers la fin. C'est alors qu'il importe d'explorer la sensibilité de la vessie à la pression et à la distension ; si celle ci n'est pas douloureuse à la pression, si on peut injecter dans sa cavité 200 ou 300 grammes de liquide, alors il faudra redoubler de minutie dans l'exploration du rein et faire pencher le diagnostic vers une pyélo-néphrite (1).

(1) Bonneau, *De la compression des uretères par l'utérus gravide et des pyonéphroses consécutives*. Thèse, 1893.

CHAPITRE VI

Signes généraux.

Les signes généraux empruntent leurs manifestations à la diathèse ou à l'infection qui régissent l'évolution de la lésion rénale. C'est ainsi que la tuberculose rénale pourra s'accompagner de fièvre hectique, de sueurs nocturnes, d'amaigrissement et de manifestations tuberculeuses dans les autres viscères et en particulier dans le poumon.

Le cancer du rein pourra entraîner, comme tous les cancers, la cachexie, la teinte jaune paille, l'anémie, etc.

La lithiase peut coexister avec d'autres manifestations de la diathèse arthritique, le rhumatisme chronique, la goutte, l'eczéma, etc.

Le rein mobile s'accompagne ordinairement de stigmates névropathiques et de ptoses viscérales multiples.

D'après Casper, la coïncidence de malformations congénitales (bec-de-lièvre, cryptorchidie, épispadias, etc.), portant surtout sur l'appareil uro-génital, pourrait faire penser à l'existence d'un rein unique et il serait formellement indiqué de recourir à la voie transpéritonéale, en cas d'intervention, afin de constater la présence des deux reins.

D'après Couvelaire (1), la maladie polykystique coexisterait souvent avec des malformations congénitales (spina-bifida, kystes dermoïdes, etc.).

Enfin les suppurations rénales s'accompagnent des signes généraux de toute suppuration, mais qui présentent ici quelques caractères particuliers qui les font décrire sous le nom d'infection urineuse,

(1) COUVELAIRE, Sur la dégénérescence kystique congénitale des organes glandulaires et en particulier des reins et du foie. *Annales de gynécologie*, nov. 1899.

dont Guyon a tracé un tableau magistral dans ses leçons cliniques, et que Bazy a étudiée dans sa thèse (1).

Disons cependant que nous ne croyons pas que la fièvre seule puisse faire porter sûrement le diagnostic de suppuration rénale, dans tous les cas de pyurie. L'infection vésicale simple peut provoquer de la fièvre, et ce fait paraît bien admissible théoriquement si on considère que l'infection gonococcique, qui reste heureusement la plupart du temps localisée à l'appareil urinaire inférieur, se comporte souvent comme une infection généralisée, et cela sans que le rein y prenne part.

L'infection peut donc pénétrer dans l'organisme à travers la muqueuse tout entière de l'appareil urinaire, pourvu qu'elle soit lésée en quelque point, et il n'est pas besoin que cette infection frappe le rein pour provoquer de la fièvre.

Cette restriction faite, il est juste de dire que, dans la très grande majorité des cas, lorsqu'un malade, qui pisse du pus présente les signes généraux de l'infection urineuse, c'est que son rein suppure.

Ces signes consistent en symptômes fébriles, soit que les accès soient passagers à évolution rapide et suivis d'amélioration, indices de lésions légères, superficielles; soit que ces accès soient prolongés ou répétés, avec ou sans rémissions, mais intenses ; soit enfin que la fièvre soit continue avec ou sans exacerbations. Nous ne nous attarderons pas à décrire ces différents accès qui sont décrits dans tous les traités des voies urinaires publiés depuis les leçons de Guyon.

Tous les appareils peuvent être touchés par l'infection et en général les malades peuvent présenter de la sécheresse de la bouche, la langue saburrale, ou rouge sur les bords et à la pointe et jaunâtre au centre (Guyon), de l'acidité de la salive, du muguet, des vomissements, de la diarrhée ou de la constipation dans la forme chronique, de la congestion pulmonaire, de l'irrégularité du pouls, du bruit de galop, des éruptions cutanées, des douleurs musculaires, des suppurations à distance, de l'amaigrissement, un teint jaunâtre, de la céphalalgie, de la paraplégie, etc.

Tous ces signes tiennent les uns à l'infection, les autres à l'insuffi-

(1) Bazy, *Diagnostic des lésions du rein dans les affections urinaires*. Th. de Paris, 1880.

sance rénale soit primitive, soit consécutive à l'affection principale ; c'est au clinicien à débrouiller la part qui revient à chacun, et ce diagnostic est d'une importance capitale au point de vue de l'intervention ; il faut savoir si le malade peut retirer un bénéfice de cette intervention, si son rein est en état de fonctionner. Là où la clinique sera incertaine, l'épreuve du bleu et de la phloridzine seront heureusement d'un grand secours pour révéler l'état fonctionnel de l'appareil rénal.

TROISIÈME PARTIE

EXAMEN FONCTIONNEL

CHAPITRE PREMIER

Analyse des urines.

L'analyse des urines a pour but de montrer si l'organisme élimine une quantité de substances qui doivent normalement être éliminées par l'appareil rénal.

Dans le cas qui nous occupe, le dosage doit porter surtout sur la quantité, l'urée, les phosphates, les chlorures et l'albumine. Nous dirons aussi quelques mots de l'acide urique et de l'acide oxalique qui peuvent nous intéresser dans certains cas.

L'analyse d'une urine normale, d'après Gautier, donne les chiffres suivants :

Quantité	1.250 c.c.
Densité	1.020 —
Urée	25gr,37 par litre (33gr en 24 heures)
Chlorures	10gr,30 par litre (13gr,65 en 24 heures)
Phosphates	2gr,19 par litre (2gr,84 en 24 heures)

Volume. — Le volume des urines, dans les lésions rénales, n'a rien de fixe ; il peut être augmenté ou diminué. Il importe seulement de le connaître exactement pour arriver au dosage rigoureux des substances suivantes. Guyon a cependant insisté sur l'aspect trouble et l'augmentation de quantité des « urines rénales » (1): ce trouble, qui ne s'éclaircit pas par le repos, accompagné de cette polyurie, serait l'indice d'un état grave du filtre rénal.

Disons aussi que, dans certains cas d'anurie calculeuse, il faudra tenir compte non seulement de l'obstruction provoquée par le calcul et qui se traduit par une augmentation de volume du rein obstrué, mais encore de l'arrêt de la sécrétion possible dans le rein sain, par suite d'un réflexe parti du rein malade : le rein sain conservant son volume et son aspect normaux.

Urée. — L'urée est dosée soit avec l'appareil de Regnard qui utilise la propriété qu'a l'hypobromite de soude de décomposer à froid l'urée en acide carbonique et en azote, soit avec l'uréomètre à mercure d'Yvon qui est basé sur le même principe.

Pour ces dosages, nous ne décrirons pas le manuel opératoire qui est décrit longuement dans les traités de chimie et de diagnostic ; nous parlerons seulement des résultats obtenus.

D'une manière générale, l'urée est diminuée, mais cette diminution n'a pas une valeur absolue ; en effet, on ne peut localiser la formation de l'urée dans le rein, elle se produit dans tous les organes de l'économie. Il s'ensuit que la quantité d'urée peut être diminuée parce que l'organisme n'en produit pas assez (anémie, régime végétal, obésité, cachexie, etc.) sans que pour cela le rein soit altéré.

Bazy a insisté sur la non-valeur de cette diminution de l'urée, et a montré qu'il était dangereux d'y accorder de l'importance, car, dans quelques cas, on pourrait être conduit à la non-intervention, au grand détriment du malade.

Nous reproduisons d'ailleurs plus loin l'observation d'une malade qu'il opéra d'une néphrotomie, alors qu'elle éliminait seulement 5 et 6 grammes d'urée par litre, 3 et 4 grammes de chlorures et moins de 1 gramme d'acide phosphorique (2). La malade a parfaitement guéri de son intervention, alors que son rein semblait insuffisant ; il faut dire qu'il était resté perméable au bleu de méthylène.

(1) Guyon, *Leçons cliniques.*

(2) Bazy, Diagnostic des lésions dites chirurgicales du rein. *Revue de gynécologie et de chirurgie abdominale*, 1898.

Dans un bon nombre de cas, la diminution de l'urée peut être attribuée à la déchéance de l'organisme, affaibli par l'affection rénale (suppuration, cancer, etc.) ; il y a hypoproduction d'urée ; mais qu'on vienne à le débarrasser de la lésion qui le cachectise, on verra aussitôt le taux de l'urée augmenter. Et ceci est vrai également pour les autres substances que nous allons maintenant passer en revue dans la dernière partie de ce chapitre.

Köhler, dans 4 cas de néphrite parenchymateuse ou interstitielle, n'a pas trouvé de chiffres anormaux de l'urée (1).

Un autre exemple de la non-valeur du taux de l'urée est fourni par Chabrié, qui raconte qu'il vit succomber à des accidents urémiques, diagnostiqués par Dieulafoy, un malade qui excrétait 18 grammes d'urée dans une urine émise en quantité presque normale (2).

La diminution de l'urée et des autres substances de l'urine ne peut avoir de véritable valeur que lorsque les urines des deux reins ont été recueillies séparément, dans le cas où on recherche quel est le rein malade. Évidemment, on devra conclure que c'est le rein qui élimine le moins qui est le rein malade.

Chlorures. — Après avoir débarrassé les urines de l'albumine qu'elles peuvent contenir, on dose le chlorure de sodium avec une liqueur titrée de nitrate d'argent qui précipite du chlorure d'argent ; on s'arrête lorsque l'excès de nitrate colore en rouge brique l'urine à laquelle on a ajouté auparavant quelques gouttes d'une liqueur de chromate jaune de potasse.

La diminution des chlorures indique une déchéance de l'organisme plutôt qu'une imperméabilité rénale ; encore faut-il, pour que cette diminution soit alarmante, que le chiffre soit descendu bien bas, $0^{gr},25$ à $0^{gr},75$ par litre, par exemple. Les chlorures peuvent être encore diminués d'une façon considérable par le manque d'alimentation du malade. En résumé, leur dosage a donc une importance tout à fait secondaire au point de vue de la recherche de l'insuffisance rénale.

D'ailleurs, les auteurs ne sont pas d'accord sur le passage des

(1) Kohler, *Archiv. für klin. Med.*, 1899.

(2) Chabrié, Art. Analyse chimique des urines. In *Traité de pathologie générale* de Bouchard.

chlorures à travers un rein malade. Lépine a montré expérimentalement que les chlorures passaient plus facilement à travers un rein lésé, tandis que Léon Bernard et Albarran ont observé le contraire (1).

Hofmann a montré que, dans les affections rénales et même dans l'urémie, le chiffre des chlorures peut rester normal (2).

Phosphates. — Les phosphates sont ordinairement dosés à l'aide d'une solution titrée d'azotate d'urane, qu'on verse goutte à goutte dans l'urine ; il se précipite du phosphate d'urane qui recueille ainsi les phosphates de l'urine. On s'arrête lorsque l'urine colore en rouge une solution de ferrocyanure de potassium ; c'est qu'alors l'azotate d'urane sera en excès dans l'urine.

Etant donné le titre de la solution d'urane et, d'autre part, comme on connaît la quantité qu'on a dû employer pour précipiter les phosphates, il est facile de connaître la dose des phosphates de l'urine.

Lépine a fait des expériences qui ont démontré qu'un rein lésé éliminait moins de phosphates qu'un rein sain (3).

Bouchard a également signalé de la diminution de l'acide phosphorique chez des malades cachectiques et chez d'autres atteints de néphrite interstitielle.

Personnellement, en examinant un grand nombre d'urines infectées, soit de cystites, soit de pyélo-néphrites, nous avons toujours été frappés de l'augmentation de phosphates et de carbonates qui accompagnaient toute infection urinaire. Et cette augmentation de phosphates, nous l'avons toujours retrouvée chez le lapin et le cobaye, chaque fois que nous avons cherché à reproduire chez ces animaux des cystites expérimentales dites descendantes.

Albumine. — L'albumine peut être dosée approximativement à l'aide du réactif d'Esbach, ou mieux par la méthode des pesées. Avant de faire cet examen, il faudra débarrasser l'urine du pus qu'elle peut contenir.

L'albuminurie n'est pas toujours synonyme d'imperméabilité rénale.

(1) Léon Bernard, *loc. cit.*

(2) Hofmann, *Archiv. für klin. Med.*, 61.

(3) Lépine, Modifications dans la composition de l'urine, sous la dépendance de troubles apportés au fonctionnement du rein. *Gaz. hebdomadaire*, 1898.

L'observation de Bazy dont nous avons parlé au commencement de ce chapitre en est une preuve. Achard et Lœper, dans une communication plus récente, ont signalé une perméabilité rénale normale, constatée à l'aide du bleu et par la cryoscopie, chez des albuminuriques (1).

D'ailleurs, on sait qu'il suffit d'un trouble apporté dans la circulation rénale (stase le plus souvent) pour déterminer de l'albuminurie.

Les goutteux, les diabétiques, les obèses, peuvent avoir des albuminuries intermittentes qui ne dépendent pas d'une néphrite chronique (2).

D'après Bouchard, l'albuminurie rétractile serait l'indice d'une lésion rénale; l'albumine due à un trouble passager, soit circulatoire, soit dyscrasique, ne se rétracterait pas en grumeaux sous l'influence de la chaleur (3).

Pour Talamon, l'albuminurie serait grave quand elle augmente à mesure que la quantité d'urine diminue ; au contraire, le pronostic de cette albuminurie serait bénin si elle est peu marquée dans une urine de volume normal (4).

Cylindres. — La signification de la présence de cylindres dans l'urine est discutée. Si, la plupart du temps, ils sont l'indice d'une lésion rénale de nature épithéliale, on peut trouver des reins absolument sains microscopiquement chez des malades ayant eu des cylindres, pendant la vie, dans leurs urines; ces faits sont rares, il est vrai, mais ce sont sur eux que s'appuie Sénator pour admettre des albuminuries avec cylindrurie sans lésion rénale.

L'une et l'autre théorie peuvent être soutenues, suivant qu'on admet que les cylindres sont dus soit à la production d'un épithélium dégénéré, soit à la coagulation des albumines du plasma sanguin transudé. Il est probable que ces deux théories sont vraies, d'où l'importance différente que l'on doit accorder à la présence de telle ou telle variété de cylindres.

Après avoir centrifugé l'urine, il est bon de la traiter par l'acide

(1) ACHARD et LŒPER, L'épreuve du bleu de méthylène dans la dégénérescence amyloïde des reins. *Soc. de Biologie*, 1er décembre 1900.

(2) CHABRIÉ, *loc. cit.*, d'après Guyon.

(3) BOUCHARD, *Maladies par ralentissement de la nutrition.*

(4) TALAMON, Pronostic des albuminuries. *Congrès de Nancy*, 1896.

acétique pour la débarrasser de certains sels, on colore à l'éosine et on examine au microscope. On peut encore laisser déposer et prendre 1 centimètre cube du dépôt qu'on mélange à 1 centimètre cube d'acide osmique à 1/100 ; au bout de 24 heures, on agite dans de l'eau distillée ; l'acide osmique a coloré les cylindres en noir et les a fixés.

Les cylindroïdes sont des formations imparfaitement cylindriques, filiformes ou rubanées, tordues sur elles-même, très longues en général.

Les cylindres hyalins sont transparents, ils présentent souvent des stries longitudinales cylindriques.

Les cylindres colloïdes ou cireux sont larges et courts, teintés en jaune, homogènes ; leurs bords sont nets et présentent souvent des incisures à lèvres rectilignes. Ils sont plus volumineux que les précédents.

Les cylindres granuleux ou granulo-graisseux sont formés par des amas de granulations (urates, microbes, graisse, albumine) ; ils contiennent quelquefois des cellules épithéliales, des globules de pus. Ils sont ordinairement en fragments courts et irréguliers.

Les cylindres épithéliaux sont formés par une agglomération de cellules épithéliales plus ou moins altérées, unies par une substance homogène plus ou moins granuleuse ; les cellules sont souvent granuleuses, elles proviennent des tubes de Henle et des tubes collecteurs.

Les cylindres hématiques sont de petits caillots sanguins comprenant des globules rouges et blancs avec de la fibrine coagulée.

Toutes ces variétés peuvent se combiner entre elles et former des variétés complexes. On a même trouvé des amas constitués par des glomérules de Malpighi.

Pour que la présence des cylindres dans l'urine ait une signification, il ne faut pas qu'elle soit passagère ; il faut qu'elle soit constatée par des recherches systématiques et répétées.

Les cylindroïdes peuvent exister dans le sédiment urinaire normal, ou de cystite (1).

(1) Bizzozero, cité par Noel Hallé, in *Traité de pathologie générale* de Bouchard.

Les cylindres hyalins se rencontrent surtout dans les néphrites légères, les albuminuries transitoires.

Les cylindres cireux, quand ils sont abondants, volumineux, opaques, sont l'indice d'une lésion rénale profonde et ancienne.

Les cylindres granuleux indiquent de même des lésions graves et accentuées de dégénérescence.

Les cylindres épithéliaux qui proviendraient d'une desquamation abondante des tubes excréteurs, accompagneraient surtout les suppurations du bassinet et des calices. On trouverait alors dans ces cylindres de nombreux leucocytes polynucléaires.

Les cylindres à leucocytes mononucléaires seraient réservés aux affections congestives déterminant une diapédèse intense.

Enfin, les cylindres hémorrhagiques peuvent provenir également de poussées néphritiques congestives. Ce n'est que lorsqu'ils sont purement hématiques et extrêmement abondants qu'ils peuvent éveiller l'idée de lithiase ou de néoplasme rénal, mais, dans les cas de lithiase ils sont moins nombreux que dans les cas de néoplasme ou de tuberculose.

Disons en terminant, que cette classification est forcément un peu schématique, et que les déductions ne doivent pas être dans tous les cas aussi absolues.

Acide urique. — Un excès d'acide urique ou d'urates peut éveiller l'idée d'une lithiase rénale.

La quantité normale d'acide urique éliminée en 24 heures oscille entre $0^{gr},40$ et $0^{gr},80$.

On peut doser l'acide urique par pesée en le précipitant par l'acide chlorhydrique.

Les cristaux d'acide urique sont reconnaissables au microscope à leur forme prismatique à base losangique et à leur petit volume. Les urates se reconnaissent facilement par leur couleur rose et leur solubilité par la chaleur.

Acide oxalique. — De même, un excès d'oxalates pourra attirer l'attention du côté de la lithiase, quoique les calculs oxaliques du rein soient rares.

L'organisme élimine normalement de $0^{gr},02$ à $0^{gr},07$ d'acide oxalique. Examiné au microscope on reconnaît facilement ses sels à leurs cristaux octaédriques à base carrée, en forme d'enveloppe de lettre, ou en huit de chiffre.

D'une façon générale, la diminution considérable des matériaux extractifs de l'urine peut faire penser à la tuberculose rénale. Ce symptôme est d'ailleurs concordant avec l'imperméabilité au bleu, comme nous le verrons plus loin, les lésions tuberculeuses du rein envahissant presque la totalité de la glande et ne laissant que très peu de parties saines.

CHAPITRE II

Hématurie.

Nous ne voulons pas étudier le symptôme hématurie dans son ensemble ; nous ne parlerons donc pas de l'aspect physique des urines sanglantes, de son étude microscopique, spectroscopique et chimique; nous rechercherons seulement quels sont les caractères qui peuvent faire penser à une hématurie d'origine rénale. Disons cependant tout de suite que, même rénale, l'hématurie peut consister dans l'apparition de quelques globules sanguins découverts seulement par le microscope, dans la tuberculose rénale au début par exemple. Dans l'étude clinique d'une hématurie, il faut envisager, d'après Guyon (1) : 1° les conditions productrices de l'hématurie et les conditions qui la modifient; 2° les rapports qu'elle présente avec les différents temps de la miction; 3° sa fréquence et sa durée; 4° l'état général du sujet.

Les causes occasionnelles sont variables; l'hématurie peut être consécutive à un traumatisme de la région lombaire, elle sera alors due vraisemblablement à la contusion rénale. Elle peut survenir après une course, un cahot prolongé, un voyage en voiture, elle sera alors due probablement à un calcul : le calcul rénal s'accompagnant de la douleur caractéristique de la colique néphrétique, d'une sensibilité rénale exquise ; la sensibilité rénale existe seule si l'hématurie résulte de la congestion rénale provoquée par le séjour d'un calcul dans le bassinet; si le calcul migre, on aura le syndrome de la colique néphrétique ; dans les cas de calcul, l'influence du repos est extrê-

(1) Guyon, *Leçons cliniques.*

mement nette sur la diminution et la cessation de l'hématurie ; cette influence du repos est surtout précieuse dans les cas où l'hématurie calculeuse survient sans cause apparente, ou bien dans les cas où une hématurie non calculeuse (néoplasique ou inflammatoire) succède à une fatigue ou à un cahot ; dans ce dernier cas, l'hématurie ne cède pas au repos d'une façon aussi absolue que dans les cas de lithiase. Une hématurie, même réduite à quelques globules sanguins, lorsqu'elle s'accompagne du syndrome de la colique néphrétique, doi faire penser à un calcul, et peut être d'une grande utilité pour le diagnostic, comme dans le cas publié par Estrabaut et que nous rapportons plus loin. La radiographie, nous l'avons vu, pourra être d'un grand secours pour le diagnostic de calcul.

L'hématurie peut survenir spontanément, sans cause apparente, et ne pas être influencée par le repos; elle est la plupart du temps due alors à des lésions tuberculeuses ou cancéreuses. La tuberculose se rencontre surtout chez les jeunes, qui présentent souvent des lésions de même nature aux épididymes, à la prostate, aux vésicules ; quand c'est la vessie qui est atteinte, ils ont souvent de la pollakiurie, du ténesme ; dans la tuberculose rénale, le rein ne présente pas d'augmentation de volume au début, c'est surtout l'absence de symptômes douloureux vésicaux qui fait faire le diagnostic ; le cathétérisme des uretères si la vessie est saine, ou mieux la cystoscopie, feront reconnaître le rein qui saigne, si la palpation ne donne aucun renseignement. Si on peut recueillir les urines de chaque rein séparément, la recherche du bacille de Koch ou l'inoculation au cobaye lèveront les doutes. En général, ces hématuries sont peu abondantes et capricieuses dans leur apparition.

Les hématuries néoplasiques, qui sont également spontanées, sont abondantes. Il faudra éliminer les tumeurs de la prostate et de la vessie par le toucher rectal et au besoin le cystoscope. Les néoplasmes du rein se révèlent d'ailleurs la plupart du temps par la palpation ; le sang coagulé dans l'uretère se retrouve dans les urines sous forme de caillots allongés, vermiformes, reproduisant le moule de l'uretère.

Par rapport aux différents temps de la miction, une hématurie est dite initiale, terminale ou totale. Initiale, elle apparaît au début de la miction et est due la plupart du temps à un cancer de la prostate ou plus rarement à une cystite du col ; terminale, elle apparaît à la fin de la miction ; elle est due, dans la grande majorité des cas, à une cystite du col, blennorrhagique ou tuberculeuse, ou quelquefois à un néoplasme du col.

Les hématuries rénales sont des hématuries totales, le sang est mélangé uniformément à l'urine pendant toute la miction ; mais l'hématurie totale peut être aussi d'origine vésicale ; dans ce cas, elle s'accompagne de troubles fonctionnels vésicaux (pollakiurie, douleurs), l'urine de la fin de la miction est plus rouge que celle du commencement, car le sang s'accumule dans le bas-fond de la vessie, et c'est d'ailleurs cette région qui est la plus irritée par les calculs ou qui est le siège le plus fréquent des néoplasmes.

La fréquence et la durée des hématuries peuvent aussi renseigner sur la lésion causale ; les néoplasmes vésicaux, par exemple, provoquent des hémorrhagies bien plus abondantes et bien plus répétées que les néoplasmes rénaux. Ces derniers ne provoquent en général que des crises de courte durée et sans symptômes vésicaux, ou du moins avec des accalmies que n'accordent guère les tumeurs de la vessie. La présence d'un varicocèle fera penser au néoplasme rénal si celui-ci n'est pas sensible à la palpation.

Enfin, l'état général du sujet n'apportera que des renseignements complémentaires pour le diagnostic de la localisation rénale : l'âge, l'examen des viscères, les antécédents héréditaires, l'examen de la prostate et des vésicules pourront seulement être utiles pour le diagnostic de la nature tuberculeuse de l'hématurie. La présence antérieure de calculs dans les urines fera rechercher la lithiase rénale.

Disons encore que les pyélo-néphrites peuvent s'accompagner quelquefois d'hématuries, qui consistent en quelques stries sanguinolentes mélangées à du pus ; le rein est gros, sensible, et le malade a de la fièvre et les symptômes généraux de la suppuration rénale.

Tels sont généralement les différents aspects sous lesquels se présentent les hématuries rénales ; mais il nous faut encore parler des cas rares, anormaux et d'étiologie obscure.

La tuberculose rénale, nous l'avons dit, peut provoquer des hématuries, réduites à quelques globules rouges, quelquefois même détruits et réduits à quelques cristaux d'hématoïdine ; mais, dans la forme miliaire, l'hématurie peut être tellement abondante qu'elle peut faire penser à un néoplasme ; c'est l'âge, l'état général et l'examen des viscères qui pourront faire pencher le diagnostic du côté de la tuberculose. Chez l'enfant, au contraire, il faudra plutôt penser à la tumeur maligne, qui, la plupart du temps, se laissera délimiter à la palpation.

Albarran, dans une étude sur les hématuries rénales (1), rapporte deux cas tout à fait anormaux : un cas d'Hartmann, dans lequel le malade porteur d'un calcul rénal est pris d'hématurie, alors qu'il était immobilisé depuis déjà un certain temps par un appareil plâtré ; et un cas de P. Albarran (de la Havane), dans lequel un lithiasique rénal néphrotomisé n'avait jamais eu d'hématurie, quoique menant une vie très active au point de vue physique, montant à cheval et s'exposant aux cahots de toutes sortes.

Les hématuries du paludisme, des parasites (filaires, bilharzia, strongle géant) sont rares et seront surtout dépistées par la provenance du malade. Les parasites se manifestent par des douleurs rénales, souvent analogues à celles de la colique néphrétique, ils peuvent d'ailleurs former par leurs œufs le noyau de graviers. Le sang n'est pas pur, c'est une hémato-chylurie plutôt qu'une hématurie ; la chylurie tient sans doute à l'altération des hématies qui deviennent dentelées, granuleuses.

Enfin, on a décrit, surtout en Allemagne, des hématuries rénales essentielles qu'on a appelées hématuries hémophiliques, néphralgies hématuriques ; dans ces cas, l'étiologie vraie serait très obscure et il devient difficile d'expliquer leur mécanisme. Nous croyons, avec Albarran (2), que ces hématuries sont tout au moins exceptionnelles et que, la plupart du temps, elles sont dues à un travail de congestion rénale dont la cause échappe : néphrite interstitielle, rein mobile, grossesse, allaitement, angiosarcome de petit volume, etc. ; dans toutes ces affections, on a signalé des exemples d'hématuries, dues très nettement à la congestion rénale concomitante. Nicolich a présenté tout récemment encore un rein enlevé pour des hématuries dites essentielles, et que le microscope a montré atteint de glomérulo-néphrite (3).

(1) ALBARRAN, Diagnostic des hématuries rénales. *Annales des maladies des organes génito-urinaires*, 1898.

(2) ALBARRAN (*loc. cit.*).

(3) NICOLICH (de Trieste), Sur un cas d'hématurie essentielle. *Association française d'Urologie*. Congrès de 1901. Séance du 26 oct.

Dans un cas de tuberculose rénale, en examinant les éléments contenus dans le sang d'une hématurie, Milian a constaté l'abondance de mononucléaires et de lymphocytes, les polynucléaires étaient exceptionnels. Dans un cas d'hématurie provoquée par un épithélioma du rein, il a constaté l'absence d'éléments figurés et la présence de quelques cellules néoplasiques plus ou moins dégénérées (1).

On a décrit une variété de néphrite, dite néphrite chronique hématurique, qui rentre dans le domaine chirurgical, et que l'on peut confondre facilement avec la tuberculose rénale (2). Voici la définition qu'en donne Michaux dans sa thèse : « C'est une variété d'inflammation du rein qui anatomiquement rentre dans la classe des néphrites diffuses, atteignant simultanément le tissu conjonctif interstitiel, l'appareil glomérulaire et tubulaire du rein, bien que la sclérose l'emporte sur les lésions épithéliales, dont le symptôme constant est une hématurie continue, unilatérale, maintes fois accompagnée d'un syndrome douloureux simulant la colique néphrétique, et qui, rebelle à tous les traitements médicaux, n'est justiciable que de la seule néphrotomie. » Ce que cette hématurie a de particulier, c'est qu'elle apparaît subitement, sans prodromes, qu'elle peut durer des mois et des années sans être influencée par la fatigue ou le repos, et qu'elle est unilatérale, ce qu'on peut constater par le cystoscope; le rein est douloureux, mais nullement appréciable à la palpation, la douleur peut simuler la colique néphrétique ; mais là seulement se borne l'analogie avec cette affection ; la palpation permet d'éliminer le cancer auquel on peut penser à cause de la spontanéité de l'hématurie.

L'urine du rein malade présente le syndrome urologique des néphrites (albumine, cylindres hyalins, altération de la perméabilité rénale). On comprend que le diagnostic doive être très difficile à faire avec une tuberculose rénale au début, étant donné que la tuberculose

(1) MILIAN, Cytodiagnostic des urines rénales. *Société de Biologie*, 12 oct. 1901.

(2) POUSSON, POIRIER, POTHERAT, NIMIER, *Bulletin de la Soc. de Chirurgie*, 1898.

ALBARRAN, *loc. cit.*

LE DENTU, *Congrès de Chirurgie*, 1898. Séance du 17 octobre.

GEORGES MICHAUX, *les Néphrites chroniques hématuriques*. Th., Paris, 1900.

POUSSON, Contribution à la physiologie pathologique de l'incision et de l'extirpation du rein. *Association française d'Urologie*, Congrès de 1901, séance du 26 octobre.

peut s'accompagner de lésions néphritiques : une recherche persévérante des bacilles de Koch dans le dépôt centrifugé des urines, l'inoculation aux cobayes peuvent seules trancher le diagnostic.

Disons enfin que dans certains cas les fibromes utérins peuvent s'accompagner d'hématuries abondantes pouvant faire penser à une tumeur vésicale ou rénale ; ces hématuries sont ordinairement d'origine congestive et vésicale (1).

(1) HARTMANN, Les hématuries dans les fibromes utérins. *Annales de Gynécologie* 1901, p. 193.

CHAPITRE III

Polyurie.

Dans un cortège de symptômes pouvant faire soupçonner une affection rénale, l'augmentation de volume des urines sera un appoint sérieux au diagnostic. Cette augmentation peut tenir, soit à l'irritation de la glande malade par le travail congestif accompagnant le processus pathologique, soit à l'hypertrophie compensatrice du rein sain qui sécrète davantage par suite d'un réflexe réno-rénal parti du rein malade.

Il y a longtemps que Guyon a enseigné que la polyurie trouble était l'indice d'une suppuration rénale, que le pus restait dilué à cause de sa grande quantité ; il ajoutait que les malades présentant de la polyurie claire, c'est-à-dire des urines purulentes s'éclaircissant par le repos, étaient des malades dont le rein était tout prêt à suppurer, car la suractivité fonctionnelle mettait l'appareil rénal en état de moindre résistance.

Cette affirmation est peut-être un peu absolue, et nous croyons que l'on peut voir de la polyurie trouble dans d'autres affections des voies urinaires inférieures, cystites, prostatiques, rétrécis. Il suffit que la vessie soit en état de rétention pour que le rein sécrète davantage, par suite d'un réflexe parti de la vessie et agissant sur lui (1), et que, d'autre part, la suppuration soit très abondante, pour que le malade présente de la polyurie trouble.

Pour que ce symptôme ait de la valeur au point de vue rénal, il

(1) Bazy, *Du diagnostic des lésions des reins dans les affections des voies urinaires*. Th., Paris, 1880, p. 20.

faut d'autres symptômes adjuvants pour éclairer le diagnostic, il n'a pas de valeur absolue par lui-même.

Nous avons dit que la vessie en état de rétention pouvait exciter le rein d'une façon réflexe, de même que toutes les affections vésicales ; mais la réciproque est vraie et le rein malade peut agir aussi d'une façon réflexe sur la vessie et provoquer de la pollakiurie.

Si donc, en présence de pollakiurie ou de polyurie, la vessie est indemne, et si le malade n'est pas un goutteux ou un arthritique et ne présente pas des urines très acides (1), on sera en droit de soupçonner une affection rénale. C'est ainsi que fonctionnellement la tuberculose rénale peut se manifester seulement par des envies fréquentes d'uriner, sans modification des urines; la lithiase rénale, la pyélonéphrite, les crises douloureuses du rein mobile provoquent de la pollakiurie de la même façon, et ce n'est qu'un examen attentif de la région rénale qui pourra faire la part de ce qui revient au rein dans ces phénomènes, en apparence vésicaux.

Il y a un caractère de la polyurie qu'il faudra rechercher avec soin, c'est sa continuité. La polyurie intermittente appartient le plus souvent à une affection nerveuse ; la polyurie d'origine rénale est en général une polyurie continue, durable, persistante. Cependant, cette règle n'est pas absolue, puisque l'hydronéphrose intermittente provoque des débâcles urinaires passagères, et que ces débâcles s'accompagnent de polyurie ; ces crises sont précédées ordinairement de périodes oliguriques qui pourraient faire penser à une rétention d'urine d'origine vésicale ; mais la polyurie qui survient ensuite doit faire penser à une rétention rénale, et elle peut être d'un grand secours pour diriger l'examen, quand ces crises ne sont pas accompagnées des douleurs qui font partie du cortège ordinaire de l'hydronéphrose intermittente.

La polyurie qui accompagne les lésions rénales et qui résulte le plus souvent de la néphrite interstitielle développée autour de la lésion initiale, a, comme dans le diabète, une influence sur l'état général ; par suite de la déperdition exagérée d'eau, l'organisme s'intoxique et alors survient le cortège symptomatique de l'auto-intoxi-

(1) E. Chevalier, les Pollakiuries uriques. *Association française d'Urologie* 1899.

cation : anorexie, nausées, vomissements, cachexie, sécheresse de la langue, etc.

Enfin, à la période terminale des affections rénales, la polyurie fait place à l'oligurie, puis à l'anurie, qui s'établit alors progressivement. Quand, au contraire, l'anurie s'établit brusquement, elle résulte généralement d'une affection bilatérale des reins, à moins que l'obstruction d'un seul rein n'arrête la sécrétion de l'autre par réflexe réno-rénal (Israël). L'observation de la marche de l'anurie est donc un point très délicat au point de vue de l'intervention ; celle-ci a bien peu de chance de sauver le malade lorsque l'anurie est survenue au cours d'une affection ancienne et progressivement. Au contraire, l'anurie brusque commande une intervention immédiate, ayant pour but soit de lever l'obstacle, soit d'établir une voie d'écoulement aux matériaux urinaires. Escat (de Marseille) a communiqué deux cas où l'influence du réflexe réno-rénal sur l'anurie était bien évidente ; il s'agissait de pyonéphroses unilatérales ; dans l'un de ces cas la néphrectomie amena la cessation de l'urémie, et, dans l'autre, le malade ayant refusé toute intervention mourut avec des signes typiques d'urémie. Cet auteur en conclut que dans les pyélo-néphrites unilatérales, les malades succombent d'urémie plutôt que d'infection, et que cette urémie liée au réflexe réno-rénal, loin d'être une contre-indication opératoire, doit commander l'intervention précoce (1).

(1) Escat (de Marseille), *Association française d'Urologie*. Congrès de 1901, séance du 26 octobre.

CHAPITRE IV

Douleur.

La douleur, dans les affections rénales, n'est pas constante et n'est pas du tout en rapport avec l'intensité des lésions. D'une manière générale, on peut dire cependant qu'elle existe, et que les cas où elle est absente, quoique assez nombreux, peuvent être considérés comme exceptionnels.

Elle peut être spontanée ou provoquée ; c'est surtout la douleur spontanée qui manque le plus souvent, et il n'est pas rare que l'exploration d'une pyonéphrose éveille de la douleur dont le malade avait toujours signalé l'absence.

La douleur rénale siège au niveau du rein et a tendance à s'irradier soit dans toute la région lombaire, dans la cuisse, soit dans la paroi du flanc et de l'abdomen, vers l'ombilic, dans l'aine, tout le long de l'uretère et vers la vessie, vers l'anus, la cuisse, la hanche, dans le testicule ou la grande lèvre du côté correspondant, quelquefois même dans l'hypocondre, dans le dos et l'épaule.

L'irradiation du côté de la vessie est considérée par Bazy comme un signe précieux. L'influence réflexe du rein sur la vessie est parfois tellement frappante que certaines pyonéphroses se manifestent par des douleurs vésicales avec ténesme, fausses envies, et simulant absolument la cystite ; la pression de la vessie par le toucher rectal ou vaginal est même quelquefois douloureuse ; le malade n'attire pas du tout l'attention du côté du rein, il faut rechercher la douleur rénale provoquée, explorer le trajet de l'uretère.

Nous ne retracerons pas ici le tableau de la colique néphrétique qui se trouve décrit partout avec sa douleur déchirante irradiée du côté de l'urètre, du testicule ou de la grande lèvre, mais nous dirons que cette douleur n'est pas caractéristique de la lithiase, qu'on peut la retrouver chaque fois qu'il y aura un obstacle au courant urétéral, et qu'il faudra donc rechercher non seulement la lithiase, mais le cancer à cause de ses caillots urétéraux, le kyste hydatique, le rein mobile, l'hydronéphrose intermittente, les parasites rénaux, et même la pyélo-néphrite, chaque fois que la cause de la douleur ne se présentera pas manifestement. Avant de rechercher l'affection rénale, on devra toutefois éliminer l'étranglement interne, l'appendicite, la colique de plomb, la colique hépatique, le tabes.

La douleur rénale peut être d'intensité variable, elle peut être déchirante comme dans la colique néphrétique, l'hydronéphrose intermittente ; elle peut consister en une sensation de pesanteur comme dans la lithiase (gros calcul du bassinet) ; elle peut consister en douleurs lancinantes exaspérées par le moindre mouvement (pyonéphroses, tumeurs, etc.) ; elle peut enfin se comporter comme de véritables névralgies du plexus lombaire par suite de la compression de ce plexus par le rein augmenté de volume.

La recherche de la douleur provoquée est très importante, car un rein malade peut n'avoir pas un volume suffisant pour être senti à la palpation ; mais alors, la plupart du temps, l'exploration éveille de la douleur, et une douleur qu'il faudra s'attacher à distinguer de la douleur que pourrait exercer toute pression trop violente de la région du flanc.

Cette pression du rein malade provoque alors en général des irradiations douloureuses le long de l'uretère et du côté de la vessie, tandis qu'une lésion intestinale provoque plus volontiers des irradiations vers l'épigastre ou plus fréquemment vers l'anus. Bazy a insisté sur ces caractères de la douleur (1) ; il leur attribue une grosse importance clinique, et c'est en étudiant ces irradiations dans les affections rénales, qu'il a été amené à décrire ce qu'il appelle le réflexe pyélo-vésical et le réflexe urétéro-vésical, que nous allons maintenant décrire (2).

(1) Bazy, *Maladies des voies urinaires*, t. II.

(2) Bazy, Du réflexe urétéro-vésical et pyélo-vésical et du signe de Bouchard en pathologie rénale. *Presse médicale* (20 avril 19(1).

Ces phénomènes se rencontrent dans les cas de suppurations rénales; mais, tandis que le réflexe pyélo-vésical est assez rare, le réflexe urétéro-vésical est très fréquent, presque constant; nous l'avons personnellement constaté un grand nombre de fois, et nous en rapportons plus loin un grand nombre d'observations.

Quand on cherche à provoquer de la douleur par la palpation bimanuelle du rein, souvent, quoique le rein soit malade, cette recherche reste négative; on doit alors rechercher si la palpation du bassinet est douloureuse ,et souvent alors le bassinet manifestera la lésion rénale. Nous avons dit que le bassinet se trouvait très près de la ligne médiane, qu'il fallait le rechercher à 2 ou 3 centimètres en dehors de cette ligne; la pression en ce point éveillera de la douleur qui s'irradiera vers la vessie et provoquera une légère envie d'uriner Tel est le réflexe pyélo-vésical, analogue, dit Bazy, à l'irradiation de la colique néphrétique, mais différent en ce sens qu'il est ici une irradiation provoquée.

Le réflexe urétéro-vésical, qui est, avons-nous dit, presque constant dans les cas de suppuration rénale, tuberculeuse ou non, est très facile à rechercher chez la femme et d'une netteté évidente; chez l'homme, il est moins net, mais on ne peut cependant pas contester sa valeur.

Dans les cas de cystite simple, lorsque le rein est indemne, la pression du col de la vessie par le toucher vaginal, derrière le pubis, au niveau de l'extrémité supérieure de la colonne antérieure du vagin, est douloureuse et provoque l'envie d'uriner; l'exploration de la région qui correspond à l'embouchure des uretères dans la vessie est au contraire négative. Si le rein est malade cette exploration est douloureuse et provoque l'envie d'uriner.

Voici la façon de procéder pour explorer l'extrémité inférieure de l'uretère : on place son index dans le cul-de-sac latéral correspondant, l'index droit pour le cul-de-sac droit, le gauche pour le cul-de-sac gauche; on exerce une pression avec la pulpe du doigt sur la paroi supérieure de ce cul-de-sac, on le déprime, et en même temps on imprime au doigt de légers mouvements de latéralité, de la paroi externe du col à la paroi latérale du vagin, tout en continuant à exercer la même pression sur la paroi supérieure.

On sent alors l'uretère rouler sous le doigt, augmenté de volume, de la grosseur d'un manche de porte-plume dans les cas ordinaires; il peut être dur, uniforme, nettement cylindrique, ou bien on peut sentir à son niveau un empâtement un peu diffus, un peu mou; mais, dans tous les cas, cette exploration est douloureuse et la malade accuse en même temps un besoin d'uriner.

Dans quelques cas, la pression au niveau de l'embouchure de l'uretère ne donne aucune sensation au doigt, l'uretère n'est pas senti ; néanmoins, cette pression provoque le réflexe que nous étudions ; cela suffit. On doit alors chercher plus haut, et le cordon urétéral est en général appréciable un peu au-dessus de l'embouchure vésicale, et il est à remarquer que la douleur est moins vive à l'endroit où l'uretère est augmenté de volume, qu'au niveau de la portion intrapariétale, qui peut alors être considérée comme saine ; c'est surtout au niveau de l'orifice qu'est le siège du réflexe. Quoi qu'il en soit, il faut retenir que le réflexe peut exister sans augmentation de volume de l'uretère et du rein (1).

Quelquefois aussi, le réflexe au lieu d'être descendant est ascendant, la pression de l'uretère au point d'élection provoque, non plus une douleur vésicale, mais une douleur lancinante qui se propage de bas en haut suivant le trajet de l'uretère, pour aboutir au bassinet ; le malade éprouve une sensation de tension douloureuse dans son bassinet. Dans ces cas, on trouve ordinairement le réflexe pyélo-vésical, la pression au niveau du bassinet se répercute vers la vessie ; c'est en quelque sorte un réflexe de va et-vient, la pression en haut se répercute en bas et la pression en bas se répercute en haut.

Dans le cas d'hydronéphrose fermée et infectée secondairement, on ne trouve généralement pas le réflexe urétéro-vésical ; nous en avons observé deux cas très nets ; la pression de l'uretère ne donnait lieu à aucun réflexe : l'explication est simple, et, dans un de ces deux cas, elle a été donnée par l'examen cystoscopique qui a montré un orifice urétéral sain du côté malade ; d'ailleurs, le simple toucher permet de reconnaître l'intégrité de l'uretère.

Chez l'homme, le symptôme est le même, mais on ne peut pas sentir l'uretère aussi nettement à cause de sa contiguïté avec les vésicu

(1) Bazy, A propos du cathétérisme urétéral. *Bulletin de la Société de Chirurgie*, 16 octobre 1901.

les séminales ; la constatation du point douloureux et le besoin d'uriner sont les deux signes que l'on peut seulement observer nettement.

Ces signes sont précieux en pathologie rénale, et d'autant plus précieux que, comme le fait remarquer Bazy, le réflexe urétéro-vésical peut être constaté alors que le rein est masqué entièrement, soit par un foie volumineux, soit par une paroi abdominale trop épaisse, soit enfin que son volume ne permette pas de l'explorer par la palpation.

CHAPITRE V

Pyurie.

La plupart des affections chirurgicales des reins peuvent se compliquer de suppuration; nous ne nous occuperons pas de la pyurie qui peut survenir au cours de la lithiase, d'un cancer du rein, d'un kyste hydatique, de la maladie polykystique, etc. Dans ces cas, les symptômes de l'affection principale sont assez nets pour qu'on puisse faire aisément le diagnostic ; la suppuration doit être considérée alors comme une complication plutôt que comme un symptôme.

Nous ne parlerons pas non plus de la recherche du pus dans l'urine et du diagnostic de pyurie en général.

Nous aurons surtout en vue, dans cette étude de la pyurie rénale, la pyélo-néphrite et la tuberculose rénale, et le diagnostic à faire entre la pyurie d'origine rénale et celle d'origine vésicale.

D'une manière générale, lorsque, chez un malade jeune, on se trouvera en présence d'une pyurie tenace, abondante, persistant malgré un traitement vésical rigoureux, il faudra songer à une suppuration rénale et rechercher du côté du rein à éclairer le diagnostic de la cause de cette pyurie.

Guyon a décrit un aspect particulier des urines purulentes rénales (1) ; les malades présentent de la polyurie trouble ; les urines sont abondantes et louches ; par le repos, elles se divisent en deux couches, une inférieure de pus pur et une supérieure trouble. Cette pyurie est totale, c'est-à-dire quelle se produit pendant toute la durée de la miction ; cependant, comme dans l'hématurie rénale, les urines

(1) Guyon, *Leçons cliniques*.

sont quelquefois plus chargées aux dernières gouttes, parce que le pus s'est accumulé dans le bas-fond de la vessie.

Guiard (1) a montré que ces urines étaient rarement ammoniacales, parce que l'élément dont la décomposition produit l'ammoniaque, c'est-à-dire l'urée, est considérablement diminué.

D'après Ultzmann (2), la réaction serait acide dans les cas de pyélite par infection descendante, et alcaline dans les cas de pyélite par infection ascendante venant de la vessie, sauf cependant lorsque les lésions seraient unilatérales.

Dans les cas de pyélo-néphrite légère, il est bien évident que les caractères indiqués par Guyon ne pourront pas être observés, car ils tiennent surtout à l'abondance du pus ; et c'est pour cettte raison qu'on peut observer quelquefois ces mêmes caractères dans des cas de cystite chronique très intense et très ancienne, chez des malades dont la vessie est profondément infectée, l'abondance du pus donnera lieu à de la polyurie trouble.

Bazy n'attache pas une valeur absolue à la polyurie trouble, il attache plus de valeur aux troubles concomitants d'insuffisance rénale (anorexie, œdèmes, vomissements, etc.), à l'aspect laiteux de l'urine et à la persistance de la polyurie, ainsi qu'à l'absence de rapport entre celle-ci et la quantité de boissons ingérées. Tous ces symptômes, chez un malade qui présente du pus dans ses urines, doivent faire penser à une suppuration rénale (3).

Le simple cathétérisme de l'urètre peut renseigner sur la provenance du pus ; si, après avoir lavé la vessie jusqu'à ce que le liquide ressorte clair, et que quelques instants après il recommence à s'écouler une grande quantité de pus, c'est qu'il vient du rein, car la vessie ne peut sécréter une grande quantité de pus dans un aussi court espace de temps.

Un caractère fréquent des suppurations rénales, c'est l'intermittence de la pyurie ; mais, avant, il faut éliminer les abcès extra ou juxta-urinaires ouverts dans les voies urinaires (abcès pelviens, abcès de la prostate, etc.).

(1) Guiard, Thèse de Paris, 1884.
(2) Ultzmann, De la pyurie et de son traitement. *Progrès médical*, 1834.
(3) Bazy, *Maladies des voies urinaires*, t. II.

CHAPITRE III

Percussion.

Pour bien interpréter les signes fournis par la percussion du rein, il nous faut étudier d'abord les déplacements imprimés aux viscères abdominaux par la tumeur rénale, et en particulier les déplacements de l'intestin.

Le rein, bridé qu'il est en haut par le diaphragme, en arrière par la cage thoracique et les muscles résistants de la région lombaire, ne peut se développer qu'en bas et en avant ; l'évolution de son développement sera donc une évolution antéro-inférieure. A droite, il se portera plus volontiers en bas, refoulé qu'il est par le foie ; à gauche, il ne descendra que beaucoup plus tard, à volume égal, car la rate ne gêne guère son développement supérieur.

Il en résulte que le rein augmenté de volume n'appartiendra plus à la région lombaire, mais à la cavité abdominale, et que c'est du côté de l'abdomen qu'il faudra le percuter.

Disons tout de suite qu'il lui faut déjà un volume considérable pour être accessible à la percussion, car la masse intestinale est un obstacle important à ce mode d'exploration.

Le rein droit se met plus facilement en rapport avec la paroi abdominale antérieure que le rein gauche, et cela pour les raisons suivantes que Guillet a bien démontrées (1).

Le côlon ascendant monte moins haut que le côlon descendant; l'union de ce dernier avec le côlon transverse se fait au niveau de l'extrémité supérieure du rein gauche : le côlon descendant côtoie donc presque tout entier le bord externe du rein gauche. Le rein

(1) GUILLET, Thèse, 1888.

droit n'est en rapport avec l'angle droit du côlon que sur une portion très restreinte de la face antérieure de son extrémité inférieure, plutôt même par son bord interne (1).

De plus, l'intestin grêle, à cause de sa très grande mobilité, se porte tout naturellement du côté opposé à la tumeur rénale.

Donc, le rein droit, en augmentant de volume, refoulera le gros intestin à gauche ainsi que l'intestin grêle, et, lorsqu'il aura atteint un volume suffisant, il viendra se mettre directement en rapport avec la paroi abdominale antérieure.

Le rein gauche refoulera le côlon descendant vers la gauche, puisque celui-ci côtoie son bord externe ; et ce côlon pris entre le rein et la paroi abdominale latérale s'opposera suivant son volume à l'évolution antérieure de la tumeur rénale.

De ce que nous venons de dire, il résulte que la percussion abdominale doit donner de la matité, mais surtout à droite ; à gauche, on aura une zone sonore à gauche du rein.

La percussion lombaire, peu sensible il est vrai, donne de la matité qui s'étend jusqu'à la colonne vertébrale ; ce signe, pour Morris (2), pour Dickinson (3), différencierait la matité des tumeurs rénales d'avec celle des tumeurs de la rate, qui laisseraient entre elles et la colonne vertébrale une zone moins mate. Nous croyons qu'il faut une percussion bien exercée pour apprécier cette nuance.

Nous avons dit que le rein gauche, qui n'était pas coiffé par le foie, pouvait évoluer vers le thorax ; dans ce cas, la percussion de la base du thorax gauche pourra donner de la matité et quelquefois faire penser à un épanchement pleural.

Donc le rein gauche, au début de son augmentation, est plus sensible à la percussion que le rein droit, dont la matité est masquée par celle du foie. Mais quand le rein a acquis un volume plus considérable, c'est le droit qui est le plus accessible à la percussion, à cause de la disposition de l'intestin.

Pour être complet, il convient de dire ici quelques mots de la phonendoscopie appliquée au rein ; malgré que, dans ce cas, la perception

(1) Trèves, *British Medical Journal*, 1885.
(2) Morris, *Surgical diseases of the Kidney*, 1885.
(3) Dickinson, *On renal and urinary affections*, 1885.

de la tumeur soit transmise par des frottements, des grattements, plutôt que par la percussion.

Bianchi a essayé son instrument dans le service de Guyon, et Albarran assure qu'on arrive avec lui à délimiter un rein normal et même des calculs du rein (1). Nous croyons que pour arriver à de tels résultats, il faut une oreille bien exercée ou tout au moins un rein bien volumineux, car normalement il y a trop d'organes interposés entre lui et la paroi pour qu'il n'y ait pas de nombreuses causes d'erreur. D'ailleurs, Albarran confesse que les résultats ne furent pas concluants dans tous les cas et que, sur deux diagnostics de calculs rénaux faits par Bianchi lui-même, une fois l'intervention montra que la méthode était en défaut (2).

La percussion peut encore être aidée et rendue plus nette par l'insufflation du côlon en y injectant en lavement un mélange effervescent, comme on a coutume de le faire plus fréquemment pour le diagnostic de certaines tumeurs de l'estomac ou de l'intestin. Ce procédé servira surtout à distinguer les tumeurs du rein des tumeurs du foie et de la rate ; les tumeurs de ces deux glandes ne laissent pas interposer le côlon entre elles et la paroi. Cependant il faut faire ici une restriction pour les tumeurs du rein droit : à cause de la disposition de l'angle colique droit qui est très peu en rapport avec la face antérieure du rein droit, celui-ci en augmentant de volume refoule l'intestin en bas et en dedans et peut empêcher le côlon insufflé de s'interposer en avant de lui.

(1) ALBARRAN, Art. Rein, in *Traité* LE DENTU, DELBET.

(2) ALBARRAN, Nouveaux procédés d'exploration appliqués au diagnostic des calculs du rein. *Annales des maladies des organes génito-urinaires*, 1899.

CHAPITRE IV

Radiographie.

La radiographie peut rendre des services pour le diagnostic des affections rénales, mais surtout dans les cas de lithiase.

Pour les tumeurs, les kystes hydatiques (1), etc., les épreuves sont bien incertaines. Quand le sujet est maigre, on peut parfois délimiter le contour de la tumeur, mais alors rien ne permet d'affirmer qu'elle appartienne au rein.

Cependant, nous avons pu voir, sur une radiographie faite par Vaillant, une tumeur abdominale volumineuse de la région lombaire gauche, limitée à gauche par une zone claire située entre elle et la paroi latérale de l'abdomen. Cette zone claire était manifestement due à des gaz, on pouvait donc assurer que cette tumeur refoulait le gros intestin à gauche, ce qui est la règle pour les tumeurs du rein gauche, comme nous l'avons vu plus haut.

Arthur Dean Bevan, de Chicago, a publié des radiographies de calculs rénaux (2), dans lesquelles on voit nettement le contour du rein. Il recommande, pour avoir de semblables épreuves, d'avoir une ampoule volumineuse, placée très près du malade, une intensité élevée, et une pose de cinq à dix minutes suivant l'épaisseur du sujet.

Oberst, d'autre part, ajoute peu de confiance à la radiographie des organes abdominaux et prétend qu'on ne peut les délimiter d'une façon certaine (3).

(1) MANASSE, Echinokokken in den Harnwegen. *Centralblatt für die Krankheiten der Harn.*, Heft II, 1898.

(2) ARTHUR DEAN BEVAN, of Chicago, Diagnosis of stone in the Kidney by the X Ray. and its treatment. *Annales of Surgery*, March, 1901, vol. XXXIII, n° 3.

(3) OBERST, *Ueber die Grenzen der Leistungsfähigkeit des Röntgenverfahrens in der Chirurgie*, Bd. I, Heft. ?.

Ringel a étudié expérimentalement la radioscopie des calculs du rein (1) et est arrivé aux conclusions suivantes : les calculs oxaliques se voient très nettement, les calculs uriques sont apparents mais moins nettement que les précédents ; quant aux phosphatiques, ils se laissent traverser presque complètement par les rayons. Les calculs oxaliques étant très rares et les calculs uriques n'étant que peu apparents lorsque le sujet est gras, on ne devra donc accorder aucune valeur à un résultat négatif, la radioscopie ne sera utile que lorsque le calcul apparaîtra nettement sur l'épreuve.

Telles sont les conclusions d'Albarran à la fin d'une leçon consacrée en grande partie à l'étude de la radiographie dans les calculs rénaux (2) ; après une longue bibliographie de la question, il rapporte certains détails de technique recommandés par Contremoulin.

Le contact entre le malade et la plaque sensible doit être aussi complet que possible sur toute la région dorsale ; pour cela, les jambes doivent être maintenues fléchies et immobilisées. La plaque doit être protégée des rayons X extérieurs provenant de la diffusion des rayons, pour cela il est bon de placer sous la plaque sensible un écran en plomb, comme l'ont indiqué Buguet (3) et Vaillant (4).

Six à huit minutes de pose suffisent pour un adulte de 25 à 30 centimètres d'épaisseur, le tube étant à 80 centimètres de la plaque.

Il faut en outre que le vide du tube de Crookes soit maintenu, tout le temps de l'opération, à un certain degré que les radiographes appellent « l'état mou » : l'ampoule est à l'état de tube mou quand les objets placés devant les rayons donnent sur l'écran des images noires. On s'assure de l'état du tube en interposant sa main entre lui et l'écran avant de commencer, les os donnent alors généralement une image grise pour la raison que nous dirons plus loin.

Lorsque les os donnent des images noires, c'est que les rayons ne les traversent pas ; le tube est mou, les détails viennent mieux,

(1) RINGEL, Contribution au diagnostic de la lithiase rénale par la radioscopie, *Centralblatt für Chir.*, 1898.

(2) ALBARRAN, Nouveaux procédés d'exploration appliqués au diagnostic des calculs du rein. *Annales des maladies des organes génito-urinaires*, 1899.

(3) BUGUET, *Comptes rendus de l'Académie des sciences*, 16 août et 8 novembre 1897.

(4) PINARD, VARNIER et VAILLANT, *Bulletin de l'Académie de médecine*, 7 décembre 1897.

lorsque les os donnent des images grises c'est que les rayons les traversent légèrement, ils sont plus intenses parce que le vide de l'ampoule est plus parfait, mais en revanche l'image est moins nette, car les rayons traversent trop rapidement ou trop facilement les parties charnues. La pose doit être alors plus courte.

Malheureusement, il est impossible d'avoir une ampoule dont le vide soit uniforme pendant tout le temps de l'opération. Car au début, l'ampoule est dure, le vide est parfait; les os donnent des images grises; mais, au fur et à mesure que le courant passe, il se dégage dans l'intérieur de l'ampoule des gaz qui rendent le vide imparfait et qui gênent la production de l'étincelle ; de sorte que, peu à peu ces gaz font que les rayons deviennent de moins en moins intenses, le tube devient mou et il y a alors une période où il est au point pour avoir une bonne épreuve ; mais au bout d'un certain temps les gaz s'accumulent de plus en plus, le tube devient alors trop mou, les rayons n'ont plus assez d'intensité.

Comme le temps de pose doit être relativement long pour avoir une épreuve du rein, à cause de l'épaisseur à traverser, il s'ensuit que la période où le tube est au point pour donner une épreuve nette est trop courte la plupart du temps.

Pour ces raisons la radiographie du rein est encore imparfaite, et on ne peut pas compter sur elle d'une façon absolue.

Cependant, peut-être aurait-on avantage à employer l'ampoule construite par Vaillant et qui a pour but précisément d'empêcher l'accumulation des gaz dans l'ampoule. Cette ampoule est munie d'une ampoule accessoire située à sa partie supérieure et communiquant avec elle : de sorte qu'à mesure que les gaz se produisent ils gagnent la partie supérieure et vont se loger dans l'ampoule accessoire, sans s'accumuler dans l'ampoule principale ; le vide de l'ampoule principale se maintient plus longtemps à un degré uniforme.

Il est à souhaiter que de nouveaux perfectionnements soient apportés à la radiographie du rein, car elle constitue un moyen de diagnostic d'une grosse importance, presque capitale dans certains cas de lithiase latente, comme nous en rapportons un cas dans nos observations, heureusement diagnostiqué et opéré. Récemment on a publié un autre cas de lithiase latente malheureusement terminé par la mort et pour lequel la radiographie eût été le seul moyen de diagnostic (1). Enfin Wyss a publié une radiographie de calcul phosphatique dans laquelle le calcul se voit très nettement, ce qui serait contraire aux conclusions de Ringel (2).

(1) DESSIRIER et LEGRAND, Curieux exemple de lithiase rénale latente. Mort rapide. Plus de 500 calculs à l'autopsie. *Médecine moderne*, 19 juillet 1901.

(2) WYSS, Zwei Decennien Nierenchirurgie. *Aus der Züricher Chirurgischen Klinik der Prof. Dr Krïnlein in Beiträge zur klinischen Chirurgie*, 1901, XXXII Band, Heft I, planche XX, fig. 35.

CHAPITRE V

Cystoscopie.

La cystoscopie, ou examen de la vessie avec l'éclairage électrique, est un procédé d'exploration extrêmement précieux et qui peut rendre souvent des services considérables pour le diagnostic des lésions rénales.

Nous ne décrirons pas ici les différents cystoscopes de Nitze, de Boisseau du Rocher, d'Albarran, ni le manuel opératoire de la cystoscopie ; nous renvoyons le lecteur aux traités spéciaux. Nous dirons simplement quelques mots sur la manœuvre qui permet de voir les orifices urétéraux, point qui intéresse spécialement notre sujet.

On commence d'abord par explorer la cavité vésicale afin d'écarter toute cause d'erreur venant de la vessie, et éliminer tout ce qui peut lui revenir dans l'étiologie du syndrome dont on cherche la cause. Pour cela, on commence par le col en retirant l'instrument jusqu'à ce qu'on aperçoive un croissant d'ombre ; puis on examine la paroi vésicale tout entière en faisant tourner progressivement et à petits coups le cystoscope autour de son axe jusqu'à ce qu'il ait fait un tour complet. A chaque étape de la rotation, on aura soin de retirer le prisme jusqu'au col et de l'enfoncer ensuite jusqu'à la paroi postérieure ; de la sorte, toute la paroi vésicale aura passé devant l'œil de l'explorateur.

Pour voir maintenant les orifices urétéraux, après avoir enfoncé assez loin le bec du cathéter, on le fait tourner à droite ou à gauche, suivant le côté à examiner, d'un peu plus de 90°, de 30° au-dessous de l'horizontale, dit Albarran (1). Le plus souvent, on ne tombe pas

1) ALBARRAN, *Revue de Gynécologie et de Chirurgie abdominale*, 1897.

juste, il faut procéder par tâtonnements, il faut tourner plus ou moins, enfoncer plus ou moins le bec de l'instrument, il n'y a pas de point de repère précis.

Les orifices urétéraux apparaissent sous la forme d'une fine fente oblique en bas et en dedans, ou simplement sous la forme d'un point, d'une piqûre d'épingle. Quelquefois, ces orifices sont si peu visibles que c'est la vue du jet d'urine qui s'en écoule qui les fait découvrir. On peut provoquer ce jet en faisant presser par un aide sur l'abdomen du malade. Lorsque le jet sort, l'orifice se soulève en cône et apparaît plus nettement; normalement, le jet apparaît environ toutes les 20 à 30 secondes.

Lorsque le rein correspondant est malade, son orifice urétéral est généralement rouge, œdématié, la muqueuse du conduit peut faire saillie sous forme de bourrelet dans l'intérieur de la cavité vésicale.

Si le rein ne fonctionne pas, ou s'il est en état de rétention, ou s'il n'existe pas et qu'on se trouve en présence de rein unique, on ne verra aucune trace d'urine s'écouler de ce côté dans la vessie.

On conçoit de quelle importance sont ces renseignements lorsque se pose l'indication d'une néphrectomie.

Lorsque le rein est dilaté par une collection, purulente ou non (pyo ou hydronéphrose) et que l'uretère n'est pas oblitéré, il arrive un moment où cette collection s'évacue, tout comme une vessie de prostatique se vide par regorgement; alors on peut voir au cystoscope le jet urétéral continu, l'urine ou le pus s'écoulent en bavant d'une façon continue.

Dans certaines affections rénales, telle que la lithiase, le jet peut être augmenté de fréquence, l'uretère se contracte le plus souvent, ces contractions proviennent d'une exagération de ses réflexes, dont le point de départ est l'irritation rénale.

Mais les renseignements les plus précieux et les plus nets que peut donner le cystoscope, sont ceux qu'il donne dans les cas de pyurie ou d'hématurie de cause indéterminée.

Si l'examen direct du rein laisse dans l'incertitude, l'examen endovésical montrera si le rein sécrète du pus et lequel des deux en sécrète; le jet qui sourdra sera purulent, et le plus souvent l'orifice urétéral sera rouge ou œdématié.

L'origine de certaines hématuries, souvent si obscure, sera fréquemment décelée par l'examen des orifices urétéraux. Certains néoplasmes du rein, la tuberculose, ne provoquent souvent aucun symptôme physique local au début. Certains traumatismes même, lorsqu'ils ont atteint la région lombaire tout entière, peuvent provoquer des hématuries sans qu'on sache quel rein saigne, et de quel côté on doive intervenir.

Dans ces derniers cas, Bazy recommande l'emploi du mégaloscope de Boisseau du Rocher (1) tel qu'il a été imaginé par son auteur, ou modifié par lui. Cet instrument permet en effet d'examiner rapidement avant que le sang ne vienne obscurcir le champ d'exploration. En outre, ce champ est très étendu, et, comme nous avons vu qu'il fallait la plupart du temps procéder par tâtonnements pour voir l'uretère, il n'est pas nécessaire d'avoir l'objectif exactement braqué sur l'orifice urétéral pour voir sourdre le sang.

Lorsqu'il sera possible de le faire, il sera toujours préférable de faire cet examen en dehors d'une période hématurique abondante, on y verra plus clair et on ne sera pas obligé de renouveler l'eau de la vessie, ce qui complique et allonge l'exploration.

Dans quelques cas rares, on a vu des parcelles de tumeurs rénales être éliminées par les urines ; il est bien évident qu'alors la cystoscopie seule pouvait trancher le diagnostic en montrant l'intégrité de la vessie ; car, tout d'abord, le premier diagnostic qui vient à l'esprit en voyant des débris de tumeur dans les urines, est celui de tumeur de la vessie.

Le cystoscope peut permettre aussi de faire le diagnostic de pyélite pseudo-membraneuse, quand il montre l'intégrité de la vessie et que les urines renferment des membranes ; ce sont des pyélites qui accompagnent quelquefois la lithiase rénale et qu'a décrites Rosving.

L'examen cystoscopique peut rendre service dans certains cas d'anurie calculeuse, pour indiquer le rein sur lequel doit porter l'intervention. Vauverts et Pasteau ont rapporté un cas où les signes cliniques existaient à gauche et où la cystoscopie montra que c'était l'uretère droit qui donnait du sang ; l'intervention porta donc sur le

(1) Bazy, *Maladies des voies urinaires*, t. II.

rein droit, et, sans cet examen cystoscopique, on aurait été porté à intervenir sur le rein gauche (1).

(1) PASTEAU et VANVERTS, De l'importance de la cystoscopie dans le diagnostic opératoire de l'anurie calculeuse. *Association française d'Urologie*. Congrès de 1901 séance du 26 octobre.

DEUXIÈME PARTIE

SÉMÉIOLOGIE DU REIN

CHAPITRE PREMIER

Augmentation de volume.

Nous avons dit plus haut que le rein sain n'était pas perceptible à la palpation ; tout rein augmenté de volume sera donc un rein malade. L'augmentation de volume est un symptôme commun à presque toutes les affections chirurgicales des reins ; mais il ne faut pas en déduire qu'un rein de volume normal doive être sain ; les lésions peuvent exister sans être assez volumineuses pour être sensibles au palper. D'ailleurs, un rein augmenté de volume peut ne pas être senti à la palpation s'il a la consistance des organes voisins, si la collection qu'il contient n'a pas une consistance suffisante.

On devra apprécier la forme et la consistance du rein ; celui-ci peut en effet être régulier, lisse ou bosselé ; il peut être ferme, d'une dureté ligneuse, de consistance charnue, ou fluctuant, ou d'une dureté rénitente.

Les bosselures peuvent appartenir à une tumeur maligne ou à une pyonéphrose, ou à un rein polykystique ; quelquefois même, sans qu'il y ait de bosselures véritables, on peut sentir deux tumeurs, une interne rénitente ou fluctuante et une externe de consistance charnue séparée de la première par un sillon ; la première est le bassinet distendu, la seconde est le rein ; ce caractère appartient aux hydronéphroses intermittentes, aux pyélites avec distension.

Les bosselures d'une dureté ligneuse appartiennent en général aux tumeurs malignes, aux reins polykystiques qui sont alors reconnus par la bilatéralité ordinaire des lésions ; quand elles sont fluctuantes, elles indiquent en général une pyélo-néphrite multilobulée ; cependant, quelquefois, elles peuvent appartenir à un sarcome kystique.

Si la tumeur est lisse, régulière, on a généralement affaire à une hydro ou à une pyonéphrose. Ce sont les signes fonctionnels qui font faire le diagnostic ; dans quelques cas rares, elle peut être un kyste hydatique.

Mais tous ces caractères que nous venons d'énumérer ne doivent être recherchés qu'après s'être bien assuré que la tumeur appartient bien au rein ; malheureusement, aucun des caractères qui servent à faire ce diagnostic (siège au niveau de la région lombaire, ballottement, zone de sonorité antérieure, forme, indépendance des mouvements respiratoires) ne peut être considéré comme appartenant spécialement au rein, et nous nous croyons obligé de passer en revue les tumeurs des organes voisins qui peuvent être prises pour le rein augmenté de volume.

Les tumeurs de la rate projettent les côtes en dehors, elles sont situées au début dans l'hypocondre avant de descendre dans le flanc ; leur bord tranchant et l'encoche caractéristique qu'elles présentent peuvent être des signes précieux. Leur matité se prolonge surtout en haut et elles sont mobiles avec les mouvements respiratoires. Hartmann, dans un cas de tumeur de la rate descendue dans le flanc, a pu faire le diagnostic par la position de Trendelenburg, qui a fait nettement remonter la tumeur dans l'hypocondre, tandis que dans un autre cas le même procédé faisait remonter sous le foie un rein droit descendu (1). Ce mode d'examen peut donc être utile dans certains cas ; sa valeur peut être augmentée encore par l'anesthésie chloroformique qui amène le relâchement de la paroi abdominale.

Les tumeurs du foie projettent également les côtes en dehors, et font plus fortement saillie dans l'hypocondre droit où elles prennent naissance ; dans bien des cas, on peut sentir le bord tranchant du foie ; aucune zone sonore intestinale ne s'interpose en avant d'elle ; elle suit le diaphragme dans les mouvements de la respiration. Enfin

(1) HARTMANN, *Bulletin de la Soc. de chirurgie*, 28 nov. 1899.

le ballottement fait défaut dans les tumeurs du foie qui est un des organes les mieux fixés de l'économie.

Une vésicule biliaire augmentée de volume pourrait être plus facilement prise pour un gros rein, mais alors il y a presque toujours des signes fonctionnels hépatiques qui viennent éclairer le diagnostic.

La mobilité latérale d'une tumeur doit faire éliminer le plus souvent les tumeurs du foie et de la vessie; cette mobilité ne peut être perçue quelquefois que sous le chloroforme.

Les tumeurs de la paroi abdominale sont immobilisées par la contraction des muscles de la paroi et font corps avec cette paroi.

Les tumeurs du mésentère et de l'épiploon sont en général médianes, très mobiles, surtout dans le sens transversal, caractère qui manque pour les tumeurs rénales.

Les tumeurs rétro-péritonéales, du pancréas ou des ganglions lombaires sont également médianes; mais elles sont en général immobiles et solidement fixées à la face antérieure de la colonne vertébrale.

Les tumeurs des capsules surrénales sont très difficiles à reconnaître; elles sont haut situées et difficilement accessibles; le syndrome addisonien peut aider surtout au diagnostic.

Les tumeurs de l'ovaire et de l'utérus ont une évolution ascendante, elles ont une limite supérieure convexe en haut; le toucher vaginal permet d'ailleurs presque toujours de les reconnaître; l'insufflation du côlon les fait encadrer par une zone de sonorité.

Les tumeurs de l'intestin et en particulier du côlon peuvent être délicates à reconnaître : elles présentent souvent du ballottement, mais elles sont plus irrégulières, plus superficielles que le rein, et elles s'accompagnent en général de troubles fonctionnels intestinaux graves : l'insufflation (Senn) et la phonendoscopie peuvent ici rendre des services.

La ponction exploratrice de la tumeur peut parfois servir au diagnostic, mais c'est un moyen dont il vaut mieux savoir se passer; d'ailleurs, l'analyse du liquide retiré n'est pas toujours exempte de causes d'erreur; Coville a rapporté une observation dans laquelle une analyse du liquide retiré par la ponction avait fait porter le diagnostic d'hydronéphrose; la proportion de l'urée de ce liquide était de $1^{gr},90$, quantité faible pour une hydronéphrose récente, mais suffisante pour une hydronéphrose ancienne, et un peu trop élevée pour du sérum sanguin, qui peut en contenir de $0^{gr},20$ à $1^{gr},80$ par litre ; et cependant l'opération montra qu'il s'agissait, non d'une hydronéphrose, mais d'une collection sanguine provenant d'une rupture de la rate (1). On voit donc que l'analyse des liquides sécrétés par le rein, qu'ils soient retirés par la ponction ou par le cathétérisme des uretères, n'a qu'une valeur relative : c'est ce que nous dirons plus loin à propos de l'exploration de la perméabilité rénale, la proportion de l'urée étant extrêmement variable dans les liquides de l'économie.

(1) Richelot, Rupture traumatique de la rate ; splénectomie ; guérison. Obs. communiquée par Coville (d'Orléans). *Bulletin de la Société de chirurgie*, 4 décembre 1901.

CHAPITRE II

Toxicité urinaire.

Nous insisterons peu sur la recherche de la toxicité de l'urine ; c'est un procédé peu clinique et qui par conséquent, sort un peu du cadre que nous nous sommes tracé.

Le rein qui ne fonctionne pas sécrète une urine qui ne contient pas une quantité suffisante de poisons ; c'est une urine hypotoxique.

Les travaux de Bouchard permettent de mesurer le degré de toxicité d'une urine et de savoir si un rein élimine suffisamment.

Pour que cette expérience ait une valeur il faut que l'urine du rein à examiner soit recueillie par la sonde urétérale. Après l'avoir filtrée, neutralisée, on l'injecte dans la veine marginale de l'oreille d'un lapin avec une vitesse de 1 centimètre cube par seconde environ.

Cette injection doit provoquer la mort de l'animal suivant des chiffres fixés et établis par Bouchard. 1 kilogramme d'homme doit éliminer en 24 heures une quantité de poison urinaire capable de tuer $0^{kg},465$ d'animal, c'est ce que Bouchard a appelé le coefficient urotoxique. Si cette quantité de poison éliminée est inférieure à ce chiffre, c'est que le rein fonctionne mal ; et ce symptôme peut exister avant les symptômes d'urémie.

En outre, il est essentiel que l'urine sur laquelle on expérimente soit de l'urine des 24 heures ; car l'urine n'a pas une toxicité uniforme à toutes les heures de la journée ; celle du réveil, par exemple, est bien moins toxique que celle de la veille.

Sachant, d'après Bouchard, qu'il faut environ 45 centimètres cubes d'urine normale pour tuer 1 kilogramme d'animal, il faudra donc calculer quelle quantité d'urine on a employé pour tuer 1 kilogramme du lapin en expérience. Ce nombre sera trouvé aisément en divisant la quantité de liquide injecté par le poids de l'animal.

Mais ce chiffre de toxicité est une moyenne, il peut varier entre 30 et 60 centimètres cubes.

Les travaux de Léon Bernard ont montré que dans certains cas de lésions rénales, la toxicité urinaire pouvait être normale ou même exagérée ; mais qu'alors il s'agissait d'une variété de néphrite chronique toujours identique, variété qu'on a appelée néphrite parenchymateuse et qui se caractérise cliniquement surtout par de l'œdème et de l'albuminurie (1).

Cette variété de néphrite appartient surtout aux néphrites médicales ; c'est surtout l'autre variété que l'on voit accompagner les lésions d'ordre chirurgical, les pyonéphroses, les tumeurs, etc.

Lesné a signalé des causes d'erreur dans les expériences qui ont pour but de rechercher la toxicité urinaire. Une première cause d'erreur pourrait être due à la différence de concentration moléculaire existant entre l'urine injectée et le sang de l'animal expérimenté ; mais l'injection intraveineuse d'urines isotoniques au sérum du lapin injecté n'a pas donné à cet auteur une diminution de la toxicité. Ce n'est donc pas là la véritable cause d'erreur ; cette cause réside dans ce que ces injections provoquent des coagulations intracardiaques et des foyers d'apoplexie pulmonaire. Ces accidents font mourir l'animal alors qu'il n'est pas encore intoxiqué par l'urine injectée.

Pour obvier à cette cause d'erreur, à ce qu'il appelle « la nocivité uro-coagulante », Lesné a imaginé d'ajouter une faible quantité de chlorure de sodium, sel anticoagulant, à l'urine injectée, et, malgré que cette substance abaissât encore le point de congélation de l'urine il a évité ainsi toute espèce d'accident mécanique (2).

L'inoculation des urines peut encore quelquefois donner des renseignements d'une autre nature ; injectées dans le péritoine d'un cobaye, elles peuvent éclairer le diagnostic à propos d'une tubercules rénale soupçonnée.

Léon Bernard, Th., 1900.
Lesné, Thèse, 1899.

CHAPITRE III

Cathétérisme des uretères.

Nous ne ferons que citer la méthode de Pawlick, qui cathétérisa les uretères sans le secours de l'éclairage, et la méthode de Kelly qui employait un spéculum vésical et un réflecteur. Ces deux méthodes, peu pratiques, ont été complètement et rapidement abandonnées, depuis que Nitze, Casper puis Albarran, se sont attachés à perfectionner le manuel opératoire du cathétérisme urétéral à l'aide du cystoscope.

L'instrument le plus employé est le cystoscope d'Albarran, composé d'un cystoscope ordinaire de Nitze, doué d'un large champ visuel et d'une puissance éclairante d'une grande intensité. Sur la tige du cystoscope est fixée une gouttière qui est destinée au passage de la sonde urétérale ; l'extrémité interne du tunnel formé par cette gouttière est munie d'un onglet en levier articulé avec la gouttière et capable de prendre toutes les positions entre l'horizontale et un angle de 130° ; il est mis en mouvement à l'aide d'une roue extérieure placée à l'autre extrémité de la gouttière. Cet onglet est destiné à diriger convenablement l'extrémité de la sonde vers l'orifice urétéral ; quand, par son inclinaison, il a donné à la sonde une inclinaison convenable, il n'y a plus qu'à enfoncer celle-ci pour la faire pénétrer dans l'uretère.

Ce que nous venons de dire suffit à indiquer le principe du cathétérisme urétéral ; nous ne décrirons pas la technique du procédé, renvoyant aux traités spéciaux et en particulier à l'article d'Albarran (1) et à la thèse d'Imbert (2).

(1) Albarran, Art. Exploration du rein. In *Traité de chirurgie*, Le Dentu, Delbet, t. VIII.

(2) Imbert, *Du cathétérisme des uretères par les voies naturelles*. Th. de Paris, 1898

Ce qui nous intéresse surtout de savoir, c'est la valeur des renseignements fournis par ce procédé, et les avantages et les inconvénients fournis par sa pratique ; cette exploration pouvant être rangée dans la pratique courante, grâce aux perfectionnements que lui a apportés Albarran.

Nous ne discuterons pas la valeur du cathétérisme des uretères au point de vue thérapeutique ; nous discuterons seulement cette valeur comme moyen de diagnostic, en éliminant les affections purement urétérales comme le rétrécissement de ce conduit, ou sa section au cours d'une opération abdominale.

Disons tout d'abord que notre conviction est que toute vessie infectée est une contre-indication formelle au cathétérisme des uretères, à moins que l'on ne veuille cathétériser seulement, et à coup sûr, un uretère qui est déjà malade. Mais, toutes les fois qu'on pourra supposer qu'il existe un uretère sain, il faudra éviter d'aller le cathétériser, si la vessie est infectée.

On ne peut aseptiser une vessie infectée, des multiples lavages n'y suffisent pas. Nous avons voulu nous en assurer expérimentalement, et, après des lavages répétés de la vessie d'un infecté purement vésical, nous avons ensemencé les dernières gouttes d'eau boriquée qui sortaient de sa vessie, parfaitement limpides ; cet ensemencement nous a donné d'abondantes cultures microbiennes.

Donc, en allant promener une sonde dans une vessie septique, et en l'introduisant ensuite dans l'urétère, on risque fort d'infecter le rein correspondant. Malgré toute l'habileté de l'opérateur, on n'est pas sans traumatiser un peu la valvule urétérale, sans excorier parfois la muqueuse urétérale ; la valvule étant forcée, le siphon s'amorce et le malade se trouve dans de parfaites conditions pour faire de l'infection ascendante, malgré le lavage que l'on pourra faire en retirant la sonde.

En cathétérisant ainsi un uretère, on se place dans les conditions du chirurgien qui pratique le cathétérisme de l'urètre chez un malade atteint d'urétrite, avec une vessie indemne : c'est un pis aller auquel on a recours à la dernière limite, après avoir tenté tous les autres moyens dans le but d'avoir une miction spontanée.

Les observations de cathétérisme urétéral suivi de douleurs, de frissons, de fièvre, de suintement sanguin abondent ; nous en rapportons plusieurs à la fin de ce travail. Mais, nous répondra-t-on, ces mêmes accidents sont observés aussi très souvent après le cathétérisme de l'urètre, et on ne renonce pas pour cela à la sonde urétrale. Cela est vrai, mais, dans ce cas, il y a une indication formelle, c'est qu'il faut, avant tout, faire pisser son malade, le besoin est pressant; et d'ailleurs il est moins grave d'infecter une vessie qu'on peut soigner, qu'un rein qu'on peut difficilement aborder, et qui est un organe autrement important que la vessie.

Le cathétérisme de l'uretère, avec une vessie infectée, n'est praticable qu'à la condition de cathétériser seulement l'urétère malade; on peut alors recueillir les urines du rein correspondant par la sonde, et les urines de l'autre rein par la vessie. Mais, dans ce cas, on pourra avoir des causes d'erreur, non pas au point de vue de la qualité de l'urine, mais au point de vue des éléments d'infection qu'elle peut contenir ; en effet, les urines du rein supposé sain peuvent se contaminer dans la vessie et contenir alors du pus, des microbes, des bacilles de Koch. On ne pourra alors conclure si ces éléments proviennent de la vessie ou du rein supposé sain.

Les expériences de Lewin et Goldschmidt, de Courtade et F. Guyon ont montré qu'il pouvait se produire un reflux de l'urine de la vessie vers l'uretère, mais seulement à certains moments, lorsque la valvule s'entr'ouvre pour laisser sourdre le flot urétéral. A l'état normal, ce reflux est, croyons-nous, une cause négligeable de l'infection ascendante ; mais, lorsqu'un uretère a été cathétérisé, lorsque la valvule a été forcée, il est possible que ce reflux se fasse bien plus facilement, la barrière ne doit plus clore hermétiquement l'ouverture, et la vessie doit pouvoir refouler ses germes infectants du côté de l'uretère.

Nous ne pouvons d'ailleurs mieux faire que de reproduire ici l'opinion d'Albarran lui-même, un des auteurs des plus autorisés en matière de cathétérisme urétéral : « Les reins calculeux sont toujours en imminence d'infection ; si donc il existe de la cystite, le cathétérisme doit être absolument proscrit, et vous nous voyez toujours, même en l'absence de toute suppuration de l'appareil urinaire inférieur, redoubler de précautions antiseptiques et faire suivre le cathétérisme d'un petit lavage du rein avec une solution faible de nitrate d'argent (1). » Israël, dans une étude critique du cathétérisme de l'uretère, insiste aussi sur ce danger de l'infection ascendante, et il rapporte l'observation d'un médecin atteint d'urétrite ancienne avec cystite légère qui se fit cathétériser un uretère par Casper, parce qu'il souffrait dans la région lombaire; l'urine recueillie par la sonde fut claire et le malade se réjouit de ce que son rein était sain; mais, le soir même, il fut pris de vomissements, fièvre, douleurs lombaires, frissons, et, en même temps, il pissait du pus ; cet état durait encore trois ans après avec fièvre et polyurie trouble. Le même auteur rapporte encore un cas d'abcès rénaux, qu'il attribue à un cathétérisme urétéral fait quelques semaines avant la néphrectomie pour un rein néoplasique (2).

A côté de ces inconvénients dangereux que nous venons de signaler, et sur lesquels on ne saurait trop insister, il ne faut pas méconnaître les services que peut rendre ce procédé.

Il peut servir d'abord à savoir si une tumeur abdominale appartient au rein ; Imbert (3) cite une observation de Pawlick dans laquelle on fit le diagnostic de tumeur du rein par le cathétérisme urétéral, chez une malade pour laquelle plusieurs chirurgiens avaient diagnostiqué tumeur de l'ovaire. Une hydronéphrose, une pyonéphrose, peuvent être ainsi diagnostiquées dans quelques cas difficiles. Au contraire, on a pu dans d'autres cas, en présence d'une urine normale recueillie par le cathétérisme, éliminer le diagnostic d'affection rénale chez des malades porteurs de tumeurs de la région lombaire.

Dans les cas d'hématurie, de pyurie, le cathétérisme urétéral pourra faire connaître quel est le rein qui est atteint ; mais, dans ce cas, le cystoscope ou l'appareil de Harris, que nous décrirons plus loin, pourront la plupart du temps suffire à établir un diagnostic.

Les calculs rénaux pourront être sentis par la sonde (4), d'autres fois, de petits fragments pourront être évacués en lavant le bassinet.

L'exploration de l'uretère faite avec des explorateurs à boule peut

(1) Albarran, Nouveaux procédés d'exploration appliqués au diagnostic des calculs du rein. *Annales des maladies des organes génito-urinaires*, 1899, p. 679-680.

(2) Israel, Was leistet der Ureterkatheterismus, der Nierenchirurgie ? In *Berliner klinische Wochenschrift*, Januar 1899, n° 2.

(3) Imbert, *le Cathétérisme des uretères par les voies naturelles*. Th. Paris, 1898.

(4) Albarran, *Congrès d'urologie*, 1897.

permettre de diagnostiquer un rétrécissement de ce conduit et de reconnaître la cause d'une hydronéphrose ; car certaines hydronéphroses sont provoquées par des rétrécissements de l'uretère, soit néoplasiques, soit cicatriciels, soit tuberculeux (1).

Dans les cas de rein unique, la cystoscopie peut néanmoins montrer deux diverticules urétéraux, mais le cathétérisme urétéral montrera qu'un des deux se termine en cul-de-sac. Disons cependant qu'inversement on a vu deux uretères complets, aboutissant tous les deux à un rein unique.

Le diagnostic de tuberculose rénale au début pourra être fait si l'urine recueillie par la sonde urétérale renferme des bacilles de Koch ; dans ce cas, les recherches doivent être répétées, les préparations multiples, et bien souvent ces recherches seront infructueuses. L'absence de tout microbe dans une urine purulente pourra faire supposer la nature tuberculeuse de l'infection. L'examen histologique des débris évacués par la sonde pourra quelquefois faire porter le diagnostic de néoplasme du rein.

Enfin, le cathétérisme des uretères est employé pour renseigner le chirurgien sur l'état du rein supposé sain, quand la néphrectomie est indiquée ; on peut étudier alors la qualité des urines qu'il élimine et comment il élimine le bleu de méthylène et la phloridzine. On peut savoir alors s'il est en état de suppléer le rein qu'on enlèvera, et s'il est capable d'assurer à lui tout seul l'élimination des déchets de l'organisme.

Nous avons vu plus haut que nous considérions comme une contre-indication formelle l'infection de la vessie ; on comprend combien il importe d'éviter toute chance d'infection à l'unique rein qui va rester et malheureusement, dans le plus grand nombre des cas, il y a infection de la vessie ; c'est dire qu'on ne pourra recourir au cathétérisme des des uretères que dans un petit nombre de cas. Et encore il nous reste à discuter son utilité.

La petite quantité d'urine donnée par le cathétérisme ne permet pas d'apprécier la valeur fonctionnelle du rein qui l'a fournie ; pour que ce mode d'exploration ait de la valeur, il faut que l'examen porte sur

(1) *Association française d'urologie. Congrès de* 1901. (Séance du 26 octobre LEGUEU, PASTEAU.)

l'urine des 24 heures, qu'il soit répété plusieurs jours de suite. Car une foule de conditions peuvent influer sur l'excrétion rénale ; ce qu'il faut mesurer, ce n'est pas l'excrétion d'un moment, mais un total, ou mieux une moyenne.

Nous avons déjà dit qu'un organisme qui fabriquait peu d'urée ne pouvait en éliminer par les urines une quantité normale ; inversement, si, pour une cause connue ou non, chez un fébricitant par exemple, l'organisme fabrique une quantité de produits excrémentiels supérieure à la normale, ou supérieure à celle que peut éliminer le rein, on sera trompé par le chiffre trouvé par l'analyse et on pourra conclure au bon fonctionnement du rein, alors qu'il ne sera qu'un rein forcé (1).

Nous passons volontairement sur d'autres causes d'erreur signalées par Israël : une urine normale sécrétée par un rein amyloïde, la présence dans l'urine recueillie d'hématies provenant du traumatisme provoqué par le cathétérisme.

Nous avons fait des expériences, dans le service de notre maître le Dr Bazy, sur des chiens de grande taille, pour étudier la valeur de l'analyse des urines recueillies par le cathétérisme urétéral, et portant sur les urines sécrétées simultanément par les deux reins ; nous avons constaté que cette sécrétion simultanée était très variable, qu'elle n'avait aucune uniformité et qu'il n'y avait aucune concordance dans la sécrétion de deux reins reconnus sains tous les deux.

Voici l'observation résumée de ces expériences :

Expérience n° 1. — Chien de chasse de grande taille.

Le 13 décembre 1900 : on pratique sur l'abdomen deux incisions latérales, symétriques, de chaque côté du fourreau de la verge, longues de 8 centimètres environ. On recherche les uretères et on les abouche à la paroi après les avoir sectionnés entre deux ligatures et on suture les muscles et la peau. On laisse une sonde à bout coupé à demeure dans chaque uretère ; les sondes sont maintenues par un pansement collodionné et un corset plâtré. On recueille les urines au bout de 24 heures et on en fait l'analyse séparément pour chaque rein.

Voici les résultats de ces deux analyses :

Urine du rein droit :

Volume	104 c.c.
Couleur	jaune ambré

(1) Bazy, Valeur comparative des méthodes d'exploration de la perméabilité rénale et du cathétérisme de l'uretère. *Bulletin de la Soc. de Chirurgie*, 31 juillet 1901.

Aspect	trouble
Dépôt	blanc brillant (cristallin)
Densité	1,035
Réaction.	neutre
Odeur	*sui generis*
Urée	43,68
Phosphates	4,744
Chlorures	0,90
Acide urique	négligeable
Sucre	néant
Albumine	0,12
Indican.	grande quantité
Pus.	en contient
Sang	néant

(Ces chiffres se rapportent à 1.000 c.c.)

Le dépôt examiné au microscope montre des phosphates très abondants et du pus en quantité notable.

Urine du rein gauche :

Volume.	260 c. c.
Couleur	rouge brun
Aspect	trouble
Dépôt.	blanc gris, rouge à la surface
Densité	1,042
Réaction	alcaline
Odeur	*sui generis*
Urée	38,43
Phosphates	4,96
Chlorures	1,30
Acide urique	négligeable
Sucre	néant
Albumine	0,70
Indican.	forte proportion
Urobiline	quantité très notable
Pus.	en contient
Sang	en contient

Le dépôt examiné au microscope montre du pus, du sang et des phosphates en grande quantité.

EXPÉRIENCE N° 2. — Chien danois gris.

Le 14 janvier 1901, abouchement des uretères à la paroi abdominale ;

même manuel opératoire. — Les urines sont recueillies au bout de 7 heures.

Urine du rein gauche :

Volume	210 c.c.
Densité.	1,050
Couleur.	rouge jaune
Réaction	acide
Aspect	louche
Odeur.	inodore
Sucre.	néant
Albumine	1,960
Urée	25,62
Urobiline	quantité très notable
Indican.	petite quantité
Pus.	petite quantité
Sang	grande quantité

A l'examen microscopique, on voit des cristaux d'urate d'ammoniaque de phosphates terreux, d'acide urique, du pus et du sang.

Urine du rein droit :

Volume.	12 c.c.

La petite quantité d'urine ne permet pas d'en faire l'analyse.

Expérience n° 3. — Chien de montagne noir.

Le 4 février 1901, abouchement des uretères à la paroi ; on recueille les urines pendant deux fois 24 heures.

Urine du rein gauche (du 4 au 5 février)

Volume	265 c.c.
Couleur	jaune rougeâtre
Aspect.	trouble
Dépôt . . . . , . . .	brun
Densité	1,030
Réaction.	acide
Odeur	*sui generis*
Urée.	32,15
Chlorures	4
Phosphates	2,90
Acide urique	négligeable

Sucre	néant
Albumine	0,09
Indican	quantité notable
Urobiline	id.
Pus	néant
Sang.	grande quantité

Au microscope : sang, phosphate de chaux, urate de soude, cylindres graisseux.

Urine du rein droit (du 4 au 5 février) :

Volume	25 c.c.
Couleur	jaune rouge
Aspect.	trouble
Dépôt	brunâtre (peu abondant)
Densité	1,035
Réaction	acide
Odeur.	*sui generis*
Sucre	néant
Albumine.	petite quantité
Urée.	33,30

Au microscope : sang et pus en quantité notable.

Ne disposant que d'une petite quantité d'urine, on ne peut effectuer d'autres recherches.

Urine du rein gauche (du 5 au 6 février) ;

Volume.	400 c.c.
Couleur.	jaune rouge
Aspect	trouble légèrement
Dépôt.	grisâtre (peu considérable)
Densité.	1,033
Réaction	acide
Odeur.	*sui generis*
Urée	32,02
Phosphates	5,18
Chlorures	1,60
Acide urique.	quantité négligeable
Sucre.	néant
Albumine	0,086
Indican.	quantité notable
Urobiline	id.
Pus	en contient

Sang.	en contient
Urates	faible quantité

Urine du rein droit (du 5 au 6 février) :

Volume	11 c.c.
Couleur	jaune orangé
Odeur	*sui generis*
Aspect	légèrement trouble
Dépôt	peu abondant
Réaction.	acide
Urée.	31,20
Albumine	en contient
Sang	en quantité notable
Pus.	id.

Expérience n° 4. — Chien épagneul noir.

Le 26 février 1901, abouchement des uretères à la paroi. On recueille les urines pendant 24 heures.

Urine du rein gauche:

Volume.	184 c.c.
Couleur	jaune rouge
Aspect	trouble
Odeur	*sui generis*
Dépôt.	brun rougeâtre
Réaction	neutre
Urée	14,09
Phosphates	3,75
Chlorures	6,20
Acide urique.	négligeable
Sucre.	néant
Albumine	0,46
Urobiline	quantité notable
Indican	grande quantité
Sang	grande quantité
Pus.	petite quantité

Urine du rein droit :

Volume	19 c.c.
Couleur	rouge noir
Odeur	*sui generis*
Aspect	trouble

Dépôt	rouge brun
Réaction.	alcaline
Urée.	13,83
Albumine	en contient
Sucre	néant
Indican	grande quantité
Urobiline	forte pression
Sang	grande quantité
Pus	id.

La petite quantité d'urine ne permet pas de faire d'autres recherches.

Ces expériences (1) montrent que la sécrétion d'un rein peut varier d'un moment à l'autre, qu'elle dépend d'une foule de conditions diverses, que probablament la présence d'une sonde dans l'uretère peut influer sur elle, et que ce n'est pas sur un seul rein que l'exploration doit porter mais sur l'ensemble du système sécréteur.

En examinant l'urine du rein supposé sain, on se place dans une condition toute différente de celle où ce rein se trouvera lorsque l'autre rein sera enlevé, au moment où il sera obligé de suppléer à ce dernier. Ce qu'on mesure ainsi, c'est ce que fournit l'organisme au moment précis où on a recueilli l'urine, et ce qu'il importe de savoir, c'est ce que le rein est capable de donner, c'est ce qu'il est capable d'élaborer à n'importe quel moment, c'est de savoir s'il est capable de répondre aux caprices et à la variabilité continuelle de l'organisme ; c'est à ces desiderata que répondent les épreuves du bleu de méthylène et de la phloridzine dont nous parlerons plus loin.

Cette exploration du rein à l'aide du bleu et de la phloridzine doit-elle porter seulement sur l'urine du rein supposé sain, recueillie par le cathétérisme urétéral, et les recherches faites sur l'urine totale sont-elles sans valeur? Nous croyons que cette valeur est la même, car, si l'élimination est normale, on ne peut pas admettre qu'elle ne soit pas l'œuvre du rein supposé sain ; s'il y a un des deux reins qui élimine mal, il est rationnel d'admettre que c'est le rein malade.

(1) D'expériences analogues, Ludwig, Fredericque, Hermann ont tiré des conclusions identiques. Samchinn, Zulzer ont observé les mêmes faits sur des malades atteints d'exstrophie vésicale ou de fistules vésico-vaginales.

Donc, le cathétérisme urétéral n'est dans ce cas qu'un moyen de luxe, destiné à parfaire le diagnostic, mais nullement indispensable, et le chirurgien sera parfaitement autorisé à épargner à son malade les accidents qu'il pourrait provoquer.

CHAPITRE IV

Instruments séparatifs de l'urine.

Le cathétérisme des uretères n'est pas le seul procédé qui permette de recueillir l'urine de chaque rein séparément ; l'instrument de Harris, de Chicago, (*the segregator*, le séparateur) (1) les appareils de Neumann, de Downes, de Luys, ont été construits dans ce but.

L'instrument de Harris est composé de deux pièces essentielles, une sonde et une tige coudée.

La sonde est à double conduit, ces deux conduits sont contigus, et leur ensemble n'est pas plus volumineux qu'un cystoscope ordinaire ; le calibre de l'instrument est compris entre le 23 et le 24 de la filière Charrière.

Cette sonde est coudée à son extrémité comme un cystoscope, mais la partie comprise entre le coude et le bec est divergente ; au moyen d'une vis située au pavillon, on écarte les deux branches seulement dans cette portion coudée, de sorte que l'instrument a alors la forme d'un Y dont les branches divergentes seraient très courtes. Ces deux branches divergentes sont en outre percées de trous multiples destinés à recueillir l'urine des deux moitiés de la vessie correspondant aux deux orifices urétéraux.

La deuxième pièce de l'instrument est une tige coudée qu'on introduit dans le vagin ou dans le rectum chez l'homme, et dont la convexité va soulever le bas-fond de la vessie, de façon à créer dans l'intérieur de la vessie, au niveau de ce bas-fond, un dos d'âne à crête antéro-postérieure.

(1) Nous remercions bien vivement le Dr Hartmann qui nous a fait connaître cet instrument et nous a appris son maniement.

Cette crête divise le bas-fond vésical en deux versants latéraux, correspondant à chacun des orifices urétéraux.

Pour mettre en place ces deux pièces que nous venons de décrire, on place d'abord dans la vessie la sonde, en l'introduisant le bec vers le sommet ; puis une fois introduite, on fait subir à ce bec un mouvement de rotation qui le fait regarder en bas vers le bas-fond vésical, et, au moyen de la vis extérieure, on écarte alors les deux branches. Puis, en se guidant avec le doigt introduit dans le vagin ou dans le rectum, on place convenablement la tige, c'est-à-dire de façon que la portion convexe vienne faire saillir le plancher de la vessie entre les deux branches divergentes de la sonde. Les deux pièces sont fixées l'une à l'autre à l'extérieur par un chevalet qui est vissé à chacune d'elles ; les deux orifices jumeaux de la sonde sont réunis chacun par un tube de caoutchouc à un flacon, dans lequel on fait le vide au moyen d'une poire en caoutchouc qui vide l'air des deux flacons en même temps par un tube en Y. Le vide étant fait, chaque uretère se déverse dans chaque flacon correspondant, et on peut recueillir séparément l'urine de chaque rein.

Downes, de Philadelphie, a imaginé un appareil qui n'est qu'une modification du segregator de Harris ; il se compose comme ce dernier d'une sonde à double courant et à branches divergentes dans la vessie, et d'un levier qu'on place dans le vagin ou dans le rectum pour faire saillir le plancher vésical entre les deux branches de la sonde. La seule modification porte sur la forme de ce levier qui est un peu différente de celle du levier d'Harris, elle est fixée au dehors à la sonde par une vis au lieu d'un chevalet. L'auteur lui a donné le nom de « *separale urin siphon* ».

Freudenberg, de Berlin, a publié trois observations dans lesquelles il n'a eu qu'à se louer de cet instrument qui a parfaitement rempli le but proposé (1). D'autre part, Nicolich, de Trieste, a publié égament quatre observations absolument satisfaisantes (2). Dans une de ces observations, l'examen des urines séparées montra que les deux reins étaient tuberculeux et fit repousser l'intervention, indication qui

(1) Freudenberg, *Berliner klin. Wochenschrift*, 1900, n° 42.

(2) Nicolich, L'instrument séparatif de l'urine de Downes. *Annales des maladies des org. génito-urinaires*, juin 1901.

fut prouvée par l'autopsie ; dans une autre, de Bierhof, une sonde placée dans l'uretère gauche pendant que l'appareil de Downes était mis en place, montra que pas une goutte de l'uretère droit ne passait dans le tube gauche de l'appareil, d'où on pouvait conclure au bon fonctionnement de cet appareil.

Plus récemment encore, Nicolich a de nouveau communiqué les résultats obtenus avec ce même instrument légèrement modifié par lui quant à la courbure, il a eu 11 fois des résultats satisfaisants, et 5 fois des insuccès ; la preuve des renseignements donnés a été faite dans plusieurs cas, soit par l'intervention chirurgicale, soit par l'autopsie (1).

Luys a fait construire également un appareil séparatif des urines qui part d'un tout autre principe que les instruments que nous venons de décrire. Tandis que ceux-ci forment avec leur levier dans le bas-fond de la vessie un toit avec deux gouttières latérales, l'appareil de Luys supprime ce levier en déprimant le bas-fond de la vessie de haut en bas, de manière à former un puits.

C'est un instrument ayant la courbure d'un Béniqué, composé de deux sondes presque accolées, mais séparées cependant par une tige intermédiaire dont on peut redresser la courbure grâce à une vis extérieure ; cette tige, en devenant rectiligne, tend une cloison en caoutchouc qui comble la concavité de la courbure des sondes et cloisonne la vessie selon un plan vertical antéro-postérieur en deux loges latérales correspondant chacune à un orifice urétéral. On recueille séparément l'urine contenue dans chacune de ces loges par un système aspirateur (2).

Malheureusement, tous ces appareils ne peuvent être employés dans tous les cas ; ils sont difficiles à utiliser chez des malades porteurs d'une grosse prostate ou d'une vessie irritable.

(1) Nicolich, Sur l'instrument de Downes. *Association française d'urologie. Congrès de* 1901. Séance du 26 octobre.

(2) Luys (Georges), la Séparation de l'urine des deux reins. *Association française d'urologie. Congrès de* 1901. Séance du 26 octobre.

Luys (Georges), la Séparation de l'urine des deux reins. *Presse médicale*, 11 janvier 1902.

CHAPITRE V

Cryoscopie.

Avant de parler de l'examen cryoscopique des urines, nous allons exposer sommairement les principes théoriques sur lesquels repose la méthode, tels que les ont énoncés Claude et Balthazard (1), à la suite des travaux de Raoult (2), Von Koranyi (3), Winter (4), Vaquez et Bousquet (5), Bouchard (6).

La méthode cryoscopique est basée sur la loi établie par Raoult : *l'abaissement du point de congélation d'une solution est proportionnel au nombre de molécules dissoutes dans l'unité de volume d'eau, quelles que soient la grosseur et la nature des molécules.* Autrement dit, plus une solution sera concentrée, plus son point de congélation sera élevé; plus une urine sera riche en matières éliminées, plus son point de congélation sera élevé.

Mais, d'après Bouchard, il y a lieu de considérer dans l'urine deux parties, la partie élaborée, c'est-à-dire les molécules qui proviennent vraiment de la désassimilation, et les molécules qui ne sont que de

(1) Claude et Balthazard, la Cryoscopie des urines dans les affections du cœur et des reins. In *Presse médicale*, 17 janvier 1900.

(2) Raoult, *Comptes rendus de l'Académie des sciences*, 1880-1896.

(3) Koranyi, Zur Theorie der Harnabsonderung. *Centralbl. für Physiol.*, 3 novembre 1894.

(4) Winter, De l'équilibre moléculaire des humeurs. Etude de la concentration des urines. *Arch. de physiol.*, 1896.

(5) Vaquez et Bousquet, la Pression osmotique chez les êtres vivants. *Presse médicale*, 5 avril 1899.

Bousquet, Th. Paris, 1899.

(6) Bouchard, Molécule urinaire élaborée moyenne, in *Journal de physiologie et de pathologie générale*, 1899. *Comptes rendus de la Société de biologie*, 1899. *Traité de pathologie générale*, t. III.

passage, celles qui traversent l'organisme sans y subir de transformation, il s'agit là du chlorure de sodium. Nous distinguerons donc les molécules élaborées, constituées par les véritables substances de désassimilation, et les molécules chlorées constituées par le chlorure de sodium.

D'après la théorie de Koranyi, il y aurait filtration du chlorure de sodium au niveau du glomérule et résorption d'eau au niveau des tubes accompagnée d'excrétion de molécules solides ; il y aurait là, au niveau de l'épithélium canaliculaire, un véritable échange, et pour chaque molécule liquide résorbée il y aurait une molécule solide excrétée.

On admet que la valeur du point de congélation de l'urine, exprimée en centièmes de degré, représente le nombre de molécules dissoutes dans un centimètre cube d'urine. Si une urine congèle à — 1°,56, on dira qu'elle contient 156 molécules par centimètre cube.

Si on représente par Δ le point de congélation de l'urine, par V le volume de l'urine en 24 heures, et par P le poids du malade en kilogrammes, la formule $\frac{\Delta V}{P}$ représentera le nombre total des molécules éliminées en 24 heures par 1 kilogramme du sujet, c'est ce qu'on appelle *la diurèse moléculaire totale.*

Mais, dans ce nombre de molécules, sont comprises les molécules élaborées et les molécules chlorées ; il est utile de retrancher ces dernières du total pour savoir combien il y a de molécules utiles, c'est à-dire de molécules élaborées.

Sachant qu'une solution de chlorure de sodium à 1 p. 100 congèle à — 0°,61, si nous représentons par *p* le poids du chlorure de sodium contenu dans un centimètre cube d'urine, le nombre de ces molécules sera égal à $p \times 61$.

Puisque nous connaissons le nombre total des molécules éliminées et le nombre des molécules chlorées, une simple soustraction nous donnera le nombre des molécules élaborées, soit δ ce nombre; $\frac{\delta V}{P}$ représentera le nombre de molécules non chlorées, c'est-à-dire élaborées en 24 heures par kilogramme de poids du sujet, c'est ce qu'on appelle la *diurèse des molécules élaborées.*

Nous ne pouvons mieux faire que de reproduire ici l'exemple même donné par Claude et Balthazard, afin de mieux faire comprendre ce calcul.

Soit un homme de 48 kilogrammes, émettant $2^{lit},700$ d'urine dans les 24 heures, dont le point de congélation est à — 0,78.

Le dosage du chlorure de sodium donne le chiffre de 0,592 p. 100.

La diurèse moléculaire totale ou $\frac{\Delta V}{P}$ sera égale à $\frac{78 \times 2700}{48} = 4.380$; autrement dit, 1 kilogramme de cet homme élimine en 24 heures un nombre total de 4.380 molécules.

Le nombre de molécules chlorées est égal à $p \times 61$, c'est-à-dire $0,592 \times 61 = 36$.

Le nombre des molécules élaborées sera égal à $78 - 36 = 42$ molécules.

Donc, le nombre de molécules élaborées par 1 kilogramme du poids de l'homme en 24 heures, représenté par la formule $\frac{\delta V}{P}$, sera égal à $\frac{42 \times 2700}{48} = 2.360$ molécules, ou diurèse des molécules élaborées.

Si maintenant nous représentons par Δ la diurèse moléculaire totale et par δ la diurèse des molécules élaborées, on comprendra aisément que si le rein fonctionne mal, s'il n'élimine pas une quantité suffisance de molécules élaborées, le rapport $\frac{\Delta}{\delta}$ va augmenter, puisque diminue.

Le rapport entre la diurèse moléculaire totale $\left(\frac{\Delta V}{P}\right)$ et la valeur $\frac{\Delta}{\delta}$ est constant quand le rein est sain, ou du moins à peu près, car à chaque valeur de $\frac{\Delta V}{P}$ peuvent correspondre plusieurs valeurs de $\frac{\Delta}{\delta}$, mais ces valeurs sont très rapprochées les unes des autres, et Claude et Balthazard ont établi le tableau suivant, en indiquant le chiffre que $\frac{\Delta}{\delta}$ ne paraît pas dépasser pour chaque valeur de $\frac{\Delta V}{P}$ quand le rein fonctionne normalement.

Pour $\frac{\Delta V}{P} =$	500,	$\frac{\Delta}{\delta}$ ne doit pas dépasser	1,05	si le rein est sain.
—	1.000	—	1,10	—
—	1.500	—	1,25	—

Pour $\frac{\Delta V}{P} =$	2.000	$\frac{\Delta}{\delta}$ ne doit pas dépasser	1,40	si le rein est sain.
—	2.500	—	1,45	—
—	3.000	—	1,55	—
—	3.500	—	1,65	—
—	4.000	—	1,70	—
—	4.500	—	1,75	—
—	5.000	—	1,80	—
—	5.500	—	1,85	—
—	6.000	—	1,90	—

Quant à la valeur $\frac{\delta V}{P}$ ou diurèse des molécules élaborées, elle oscille normalement entre 2.200 et 2.600. On la voit tomber à 1.500, 1.000 et même 300 dans les néphrites ; la chute au-dessous de 500 serait d'un pronostic très fâcheux ; tous les malades observés par Claude et Balthazard et ayant atteint ce chiffre, sont morts peu de jours après.

Au point de vue de la technique, pour faire un examen cryoscopique, il faut donc déterminer le poids du chlorure de sodium et le point de congélation de l'urine.

Nous ne décrirons pas ici le dosage du chlorure décrit dans les ouvrages qui traitent de l'analyse des urines ; nous décrirons seulement le moyen d'obtenir le point de congélation (1).

L'appareil dont on se sert ordinairement est le cryoscope de Beckmann.

Il se compose d'une large éprouvette en verre, bouchée hermétiquement par un bouchon de cire qui est percé d'une ouverture par laquelle est fixé et passe un tube de verre fermé à son extrémité inférieure, qui plonge ainsi dans l'éprouvette sans y toucher ; dans ce second tube est suspendu à son tour un tube à essai. Ce tube à essai est destiné à contenir l'urine ; il est lui-même muni, à son ouverture extérieure, d'un bouchon percé d'un trou par lequel passe un thermomètre qui plonge à son tour dans le tube à essai sans y toucher, et par conséquent dans l'urine à examiner. Ce tube à essai est, en outre, muni à sa partie supérieure d'une embouchure latérale oblique en bas et en dedans et située en dehors de l'éprouvette, au-dessus du bouchon de cire.

(1) Nous empruntons cette description au petit opuscule de VIEILLARD, *De la cryoscopie des urines*, Rueff, 1900.

Le tube de verre, qui contient le tube à essai, reste vide, il sert de chambre d'air, interceptée entre l'urine et le liquide réfrigérant contenu dans la grande éprouvette. Ce liquide est ordinairement de l'éther ou du sulfure de carbone.

Le refroidissement est obtenu en faisant barboter de l'air dans ce liquide; l'air pénètre dans l'éprouvette par un orifice extérieur du bouchon de cire, et il est aspiré par un tube qui plonge dans le liquide réfrigérant et communique au dehors avec une trompe à eau ; l'aspiration de la trompe force cet air à barboter à travers le liquide pour arriver au tube aspirateur.

Les degrés du thermomètre sont ordinairement divisés en vingtièmes, de sorte qu'il suffit de multiplier par 5 le chiffre inscrit au niveau de la division pour avoir la température en centièmes de degré.

Après avoir rempli l'éprouvette de liquide réfrigérant aux deux tiers environ, et le tube à essai d'urine (1), on fait abaisser la température en ouvrant le robinet de la trompe à eau, et on règle la vitesse de cet abaissement en réglant la vitesse de l'eau; car il ne doit pas être trop rapide, et ne doit pas dépasser 1° environ par cinq minutes.

Lorsque le thermomètre est descendu d'un quart ou d'un demi-degré au-dessous du point de congélation présumé de l'urine (de 1,30 à 2; 1,35 en moyenne), on projette dans l'urine quelques morceaux de glace par la tubulure latérale du tube à essai; la température monte alors un peu en même temps que commence la congélation, et, au bout d'une minute ou deux, elle se fixe sur un point déterminé où elle reste stationnaire quelques minutes pour redescendre ensuite. C'est ce point qui est le point de congélation de l'urine.

Cette opération est donc, comme on le voit, assez délicate à conduire; et elle ne constitue pas un procédé clinique et pratique, c'est bien plutôt un procédé de laboratoire. Nous croyons qu'il n'est pas donné à tout le monde de doser le chlorure, de déterminer le point de congélation, de faire les calculs, et d'avoir les résultats complets de l'expérience en dix minutes, comme le prétendent Claude et Balthazard.

Quant à sa valeur théorique, au point de vue du diagnostic de l'in-

(1) L'urine ne doit contenir aucun médicament ni aucun antiseptique.

suffisance rénale, on peut lui reprocher de montrer plutôt si l'organisme est capable d'élaborer une quantité normale de molécules, que de montrer si le rein est capable d'éliminer ces molécules élaborées par l'organisme tout entier.

D'autre part le rapport entre la quantité de chlorure et celle des molécules élaborées est susceptible de variations tout à fait indépendantes de l'état du rein ; ne voyons-nous pas, dans la pneumonie par exemple, l'urée augmenter et les chlorures diminuer, de même que dans la plupart des maladies infectieuses.

De sorte qu'il est possible théoriquement d'admettre un point cryoscopique très faible et un rein parfaitement perméable.

L'examen cryoscopique de l'urine ne peut avoir de la valeur pour le cas qui nous occupe, que lorsqu'il porte sur les urines de chaque rein recueillies isolément par le cathétérisme urétéral, comme l'ont fait Albarran et Bernard. De cette façon seulement il peut renseigner sur l'état d'un rein comparé à l'autre.

Pour que l'épreuve ait une valeur plus certaine, Géza de Illyès détermine le point de congélation du sang et de l'urine (1) ; s'il y a augmentation de molécules dans le sang et diminution dans l'urine, c'est une preuve de l'imperméabilité rénale ; si les molécules sont diminuées à la fois dans le sang et dans l'urine, on ne peut pas conclure à l'imperméabilité. Il opère sur 20 centimètres cubes de sang pris par saignée, et dans lequel il fait passer un courant d'oxygène, pour en chasser l'acide carbonique. Le point de congélation normal pour le sang est 0°,56. Cet auteur regarde cette méthode comme donnant les renseignements les plus certains sur l'état fonctionnel du rein, à condition que l'urine soit recueillie isolément à l'aide du cathétérisme urétéral.

Il est certain que l'épreuve cryoscopique, comprise de cette façon, doit avoir une valeur indiscutable, et satisfait théoriquement d'une façon absolue. Elle donne plus complètement que l'analyse de l'urine le taux des matériaux éliminés.

Et cependant, quoique satisfaisante théoriquement, cette méthode

(1) Géza de Illyès, le Cathétérisme des uretères appliqué à quelques méthodes nouvelles de diagnostic des maladies des reins. *Annales des maladies des org. génito-urinaires*, 1900.

est encore sujette à des erreurs dont la cause nous échappe ; en effet, Bousquet dans sa thèse, Achard et Lœper (1) ont rapporté des cas d'urémie où le sérum coagulait au-dessous de la normale (sérum hypoconcentré). Léon Bernard a montré également que l'hypertoxicité du sérum ne coïncidait pas toujours avec l'hypotoxicité des urines et inversement. Toutes ces contradictions font qu'on ne peut accorder une confiance absolue dans les indications fournies par la cryoscopie des urines même combinée à l'examen cryoscopique du sang ; d'ailleurs elle est d'une pratique un peu difficile en clinique, et comme nous le disions plus haut, elle constitue une véritable expérience de laboratoire.

Pour l'argumentation de la méthode au point de vue théorique, nous ne pouvons nous étendre davantage ici, renvoyant au remarquable article que Brault a consacré à l'exploration fonctionnelle du rein dans le *Traité de Médecine* de Charcot et Bouchard (2).

Legueu a montré récemment que de l'étude du point de congélation du liquide d'une hydronéphrose, on pourrait tirer une indication pronostique et diagnostique. Car en présence d'une hydronéphrose dont liquide a un Δ élevé, on peut conclure que l'épithélium rénal est peu altéré, le liquide ayant à peu près le même Δ que l'urine normale ; il est rationnel d'admettre que cet épithélium a conservé dans une certaine mesure toutes ses propriétés physiologiques. D'autre part, en présence d'une tumeur abdominale dont le liquide retiré par ponction présente un Δ supérieur à 0°,56 qui est le point de congélation normal du sérum sanguin, on peut diagnostiquer une hydronéphrose, puisque les autres liquides pathologiques étudiés jusqu'ici n'ont que peu différé au point de vue de leur tension osmotique du sérum sanguin (3).

(1) ACHARD et LOEPER, *Soc. de biologie*, avril 1901.

(2) BRAULT, l'Exploration fonctionnelle du rein. In *Traité de médecine*, CHARCOT et BOUCHARD, t. V.

(3) LEGUEU, Volumineuse hémato-néphrose. Cryoscopie. *Association française d'urologie. Congrès de* 1901. Séance du 26 octobre.

CHAPITRE VI

Elimination de substances médicamenteuses diverses.

Des différentes substances médicamenteuses (1) dont la recherche dans les urines peut renseigner sur l'état de perméabilité du rein, seuls les iodures ont été proposés pour explorer cette perméabilité (2).

La recherche de l'iode dans l'urine se fait en ajoutant à cette urine quelques gouttes d'acide nitrique nitreux dans un tube à essai ; on agite, et on verse un peu de chloroforme dans le tube qu'on renverse plusieurs fois de bas en haut en l'agitant, le chloroforme se dépose ensuite avec une coloration violette.

On peut encore déceler la présence de l'iode avec un morceau de pain azyme mis dans l'urine avec quelques gouttes d'acide nitrique nitreux ; le pain azyme se colore en violet, parce qu'il se forme de l'iodure d'amidon. Ce procédé serait très sensible et serait capable de déceler 5 centigrammes d'iodure par litre (3).

Enfin l'iode peut être encore recherché par la méthode de Bourget, qui repose sur le même principe. On fait tremper des morceaux de papier filtre dans une solution d'amidon à 5 p. 100 et on les fait sécher. On trace ensuite sur leur surface des carrés de 5 centimètres de côté, et sur chaque carré on verse quelques gouttes de persulfate

(1) La quinine, l'antipyrine, l'acide salicylique et les salicylates, le salol, les bromures, le chlorate de potasse, etc., peuvent être recherchés dans l'urine et décelés par des procédés spéciaux d'analyse chimique.

(2) Dr Simonelli, Nuovo metodo di esame della permeabilita renale. *Nuova rivista clinica-terapeutica*, t. II, n° 10, 1899.

(3) Léopold Lévi, Examen des urines. In *Manuel de diagnostic médical*, Debove, Achard.

d'ammoniaque à 5 p. 100 et on laisse sécher. Le liquide qui contient de l'iode mis au contact de ce papier le colore en bleu.

Voici quel est le procédé de Simonelli pour explorer la perméabilité rénale par l'iodure de potassium.

On administre au malade $0^{gr},20$ d'iodure de potassium en capsules de gélatine opaque ; et on examine ensuite l'urine et la salive au bout d'une demi-heure. Normalement, l'iodure s'élimine par l'urine et la salive en même temps, une demi-heure après son absorption. L'élimination dure environ 12 heures, aussi bien dans l'urine que dans la salive, mais elle est plus intense dans l'urine. Quand le rein est altéré, l'iode apparaît dans la salive plus tôt que dans l'urine ; l'élimination est plus intense dans la salive ; elle est prolongée, mais d'une façon plus considérable, dans la salive que dans l'urine ; elle peut durer encore au bout de 60 heures dans la salive et 19 heures dans l'urine.

Citons aussi l'épreuve de la glycosurie alimentaire par le saccharose ou le glycose ; cette glycosurie serait influencée en cas de lésion rénale ; au lieu de 150 grammes de glycose qui sont nécessaires pour produire cette glycosurie chez un individu sain, il en faudrait une quantité plus considérable chez un malade dont le rein est lésé (1). Nous n'insisterons pas davantage sur ce procédé qui ne peut que renseigner d'une façon tout à fait imparfaite sur l'état du rein, car une foule considérable de phénomènes pathologiques, en dehors des lésions rénales (lésions hépatiques, affections cérébrales, névroses, intoxications, etc.), peuvent influer sur cette élimination.

Nous devons encore parler ici de l'élimination de l'acide benzoïque. Cette substance injectée sous la peau ou introduite d'une façon quelconque dans l'organisme s'élimine par les urines sous forme d'acide hippurique qui n'est autre chose que du benzoate de glycocolle.

Achard et Castaigne (2) ont cherché à déterminer la valeur de ce procédé au point de vue du diagnostic des lésions rénales, en injectant de l'acide benzoïque à des malades présentant des affections rénales ; ils ont vu que les urines éliminaient moins d'acide hippurique

(1) Achard et Castaigne, *Société médicale des hôpitaux*, janvier 1898.
(2) Achard et Weil, *Archives générales de médecine*, mars 1898.
Achard et Castaigne, *Examen clinique des fonctions rénales*, 1900.

que lorsque le rein était sain. Mais ils considèrent les faits qu'ils ont relatés trop restreints pour conclure, et, d'autre part, les méthodes de dosage de l'acide hippurique trop incertaines, pour se prononcer sur la valeur clinique de cette méthode.

CHAPITRE VII

Épreuve du bleu de méthylène.

La technique de l'épreuve du bleu de méthylène, telle que l'on introduite dans la pratique Achard et Castaigne (1), est la suivante : on injecte profondément, et en plein muscle de préférence, 1 centimètre cube d'une solution de bleu de méthylène chimiquement pur dans l'eau distillée à 1/20e, c'est-à-dire 5 centigrammes de substance colorante ; puis on vide la vessie du malade, et on recueille ensuite les urines toutes les demi-heures d'abord, puis ensuite toutes les heures quand le bleu est apparu, on même toutes les deux heures, jusqu'à ce que le bleu ait disparu. Inutile d'ajouter que la solution doit être stérilisée, et l'injection pratiquée aseptiquement.

On examine ensuite l'urine au point de vue de sa coloration et on note soigneusement la teinte de chaque émission.

Si la teinte bleue est très légère, on peut la mettre mieux en évidence, en agitant dans l'urine du chloroforme qui entraine les plus petites traces de bleu.

(1) Achard et Castaigne, Diagnostic de la perméabilité rénale. *Bulletins et mémoires de la Société médicale des hôpitaux*, 30 avril 1897.

Achard et Castaigne, Sur l'application du bleu de méthylène au diagnostic de la perméabilité rénale. *Bulletins et mémoires de la Société médicale des hôpitaux*, 18 juin 1897.

Achard et Castaigne, Sur l'élimination du bleu de méthylène. *Bulletins et mémoires de la Société médicale des hôpitaux*, 30 juillet 1897.

Achard et Castaigne, l'Exploration clinique des fonctions rénales par l'élimination provoquée. Monographie de l'œuvre médico-chirurgicale, août 1900.

Castaigne, Diagnostic de la perméabilité rénale par le bleu de méthylène. *Gazette des hôpitaux*, 11 juin 1898.

Castaigne, *Epreuve du bleu de méthylène et perméabilité rénale*. Thèse, 1900.

Le bleu peut encore s'éliminer sous forme de dérivé incolore appelé chromogène; il faut le rechercher dans les urines qui ont conservé leur couleur normale, en les chauffant après addition d'acide acétique, on voit alors apparaître une teinte verte : le chromogène s'élimine assez souvent avant le bleu, et quelquefois après lui.

Les urines doivent être examinées le plus tôt possible après leur émission, car Achard et Castaigne ont montré que les microorganismes peuvent décomposer le bleu en dérivé incolore.

Si on veut faire une expérience rigoureuse, on peut doser le bleu selon le procédé d'Achard et Clerc (1), à l'aide d'une coloration de comparaison de l'urine normale avec une solution titrée de bleu; mais dans la pratique, ce dosage n'est pas indispensable.

Normalement, le bleu doit commencer à apparaître dans l'urine au bout d'une demi-heure, puis la teinte vert pâle du début devient plus foncée, et atteint son maximum d'intensité vers la troisième ou la quatrième heure. Elle reste fixe pendant quelques heures, présentant alors une coloration vert foncé très nette, puis pâlit peu à peu pour disparaître au bout de quarante à cinquante heures environ après l'injection.

Chez le nourrisson, l'élimination se fait en 12 et 18 heures avec maximum entre la cinquième et la septième heure (2).

Dans les cas pathologiques, on peut remarquer : 1° du retard dans l'apparition du bleu; 2° une élimination se prolongeant au delà des délais normaux; 3° une élimination dissociée, c'est-à-dire retardée pour le bleu, et normale pour le chromogène; 4° de l'intermittence dans l'élimination du bleu.

D'après les recherches d'Achard et de Castaigne, on sait que le bleu est éliminé au niveau des glomérules sous forme de leuco dérivé incolore, qui est oxydé au niveau de l'épithélium des tubes et est alors de nouveau teinté en bleu. Ceci démontré, il est alors facile d'interpréter les anomalies de l'élimination du bleu.

Si le malade n'élimine que du chromogène, c'est qu'il aura une lésion de ses cellules épithéliales; mais si cette élimination n'est pas

(1) Achard et Clerc, l'Epreuve du bleu de méthylène, la durée et le taux de l'élimination. *Société médicale des hôpitaux*, 2 février 1900.

(2) Lesné et P. Merklen, *Société de pédiatrie*, 14 mai 1901.

retardée, la lésion cellulaire sera peu grave ; si, au contraire, il y a retard dans l'élimination du chromogène et du bleu, c'est qu'il y aura des lésions profondes des cellules et des glomérules.

Si le bleu s'élimine rapidement et en masse, c'est que les cellules des tubes ont perdu leur pouvoir d'absorption, tout en conservant leur pouvoir d'oxydation; les lésions sont alors très graves. L'intermittence dans l'élimination serait l'indice, le plus souvent, de lésions hépatiques (1) ; d'après Albarran et L. Bernard, elle résulterait souvent de l'hypertrophie compensatrice du rein resté sain lorsque l'autre ne fonctionne plus (2). D'après les mêmes auteurs également, l'hypertrophie compensatrice se manifesterait le plus souvent par une élimination prolongée, et, pour eux, ce mode d'élimination ne résulterait pas de l'imperméabilité.

Telles sont, résumées, les conclusions d'Achard et de Castaigne; et ces auteurs insistent sur la gravité particulière du retard dans l'élimination, accompagné ou non de prolongation; le délai normal qu'ils donnent pour l'apparition du bleu en nature dans l'urine est d'une demi-heure, une heure au maximum ; passé ce délai, on doit soupçonner l'imperméabilité rénale. Albarran, au contraire, insiste surtout sur l'intensité de l'élimination, qui est pour lui le critérium le plus sûr.

Maintenant que nous avons exposé la méthode, nous allons tâcher d'en discuter la valeur, et de voir quelles ressources elle fournit au chirurgien pour le diagnostic des lésions rénales.

Bazy, le premier, a appliqué l'épreuve du bleu à la chirurgie pour connaître l'état du rein opposé à la lésion ; sa publication de la *Revue de Gynécologie* de 1893 (3) est la première qui ait paru sur ce sujet ; le bleu n'avait été employé par les chirurgiens que pour étudier la physiologie pathologique du rein (4). Depuis ce travail, Albarran et Léon Bernard ont montré expérimentalement, à l'aide du cathété-

(1) Chauffard et Castaigne, l'Epreuve du bleu et les éliminations urinaires chez les hépatiques. *Journal de physiologie et de pathologie générale*, 1899, p. 359.

(2) Albarran et L. Bernard, la Perméabilité rénale étudiée par le procédé du bleu de méthylène dans les affections chirurgicales des reins. *Annales des maladies des org. génito-urinaires*, 1899.

(3) Bazy, *loc. cit.*, 1898.

(4) Guyon et Albarran, Physiologie pathologique des rétentions rénales. *Association française d'urologie*, Paris, 1897.

risme de l'uretère, la valeur de cette méthode (1), en tirant de leurs examens cette conclusion que, « dans les cas où le fonctionnement du rein est profondément troublé, l'élimination du bleu se fait comme celle des matériaux de l'urine ».

Nous avons discuté, au chapitre « cathétérisme de l'uretère », l'opportunité du cathétérisme de l'uretère dans la pratique ; mais nous ne pouvons nier sa grande valeur au point de vue expérimental et le rôle essentiel qu'il a joué au point de vue des conclusions tirées par Albarran et Bernard, à la suite de leur étude de la perméabilité rénale dans les lésions chirurgicales.

Dans les rétentions rénales aseptiques, si la poche est peu volumineuse, la perméabilité est normale ; si, au contraire, la poche est très volumineuse, le rein malade élimine plus tardivement que le rein sain et en quantité moindre.

Quand la poche est infectée, il y a toujours retard dans l'élimination et ce retard est proportionnel à l'altération du rein, plus le bleu tarde à apparaître dans l'urine, plus la lésion rénale est accentuée, plus le rein est détruit. En outre, le bleu passe en moins grande quantité et son élimination n'atteint pas la durée normale.

Dans la tuberculose rénale, l'imperméabilité au bleu est très prononcée, beaucoup plus que dans les pyonéphroses simples, à égalité de volume de la poche purulente. Ce fait vient à l'appui de la valeur de la méthode, car histologiquement on sait que les lésions épithéliales des pyonéphroses tuberculeuses sont toujours plus profondes et plus étendues que celles que l'on trouve dans les pyonéphroses simples où, à côté de portions très altérées, il est fréquent de voir des parties restées saines.

Mais l'utilité la plus incontestable de l'épreuve, c'est la notion qu'elle peut fournir de l'état du rein supposé sain, quand la néphrectomie est indiquée. Ici, il nous faut discuter les arguments qu'on a donnés contre sa valeur.

L'argument le plus important a été fourni par Lépine, qui a constaté expérimentalement que chaque substance éliminée par le rein

(1) ALBARRAN et BERNARD, la Perméabilité rénale étudiée par le procédé du bleu de méthylène. *Annales des maladies des organes génito-urinaires*, avril et mai 1899.

avait un coefficient spécial de passage, et que le rein ne possédait pas un degré de perméabilité égal pour tous les produits éliminés. D'après lui, une perméabilité normale au bleu prouverait que le rein laisse passer le bleu d'une façon normale, mais ne prouverait pas qu'il élimine normalement toutes les autres substances (1). Cependant, il préconise comme succédané du bleu une autre substance colorante, la rosaniline trisulfonate de soude (2), et, malgré qu'il ne croie pas que ces procédés donnent « la mesure exacte du défaut de perméabilité normale pour tous les toxiques », il ne leur refuse pas une certaine valeur, capable de donner quelques indications utiles.

De nombreuses observations répondent à cet argument, dans lesquelles on a constaté toujours que l'élimination du bleu suivait une marche absolument parallèle à celle des matériaux fixes de l'urine, qu'elle diminuait et retardait en même temps que l'urée, les phosphates, les chlorures (3) ; que sa marche intermittente présentait des oscillations concordant avec celles de l'élimination des peptones, de l'albumine, de l'azote, de l'urée, des phosphates, dans les cas d'éclampsie puerpérale (4) ou de lésions hépatiques (5) ; enfin l'élimination des toxines elles-mêmes serait aussi parallèle à celle du bleu (5). Nous avons d'ailleurs cité plus haut les conclusions d'Albarran et Bernard, qui ont trouvé que, chaque fois que le fonctionnement du rein était troublé, le bleu passait anormalement ; et nous ne pouvons faire mieux que de reproduire ici l'argument de Castaigne qui, dans

(1) Lépine, Valeurs cliniques des résultats fournis par le bleu de méthylène. *Soc. méd. de Lyon*, 1898.

Lépine, Sur la perméabilité rénale. *Lyon médical*, 1898.

(2) Lépine, Elimination du rouge trisulfonate de soude. *Société médicale de Lyon*, 1898.

Dreyfus, *Société médicale de Lyon*, 1898.

(3) Guyon et Albarran, Physiologie pathologique des rétentions rénales. *Association française d'urologie*, 1897, et *Annales des maladies des organes génito-urinaires*, 1899, n° 18.

Achard et Castaigne, *loc. cit.*

(4) Bar, Menu et Mercier, Faits pour servir à l'étude de la perméabilité rénale du bleu de méthylène, à la fin de la grossesse, dans l'albuminurie gravidique, et dans l'éclampsie. *Bulletin de la Soc. d'obstétrique*, 9 mars 1898.

(5) Chauffard et Castaigne, *loc cit.*

(6) Castaigne. Th. 1900.

Charrin, Riche et Mavrojanis, Influence des lésions rénales sur l'infection. Variations de l'élimination du bleu. *Soc. de biologie*, 1898.

sa thèse, répond ainsi à l'argument de Lépine : « Si chaque substance a un coefficient spécial de passage à travers le rein, il n'en est pas moins vrai qu'un trouble de la perméabilité rénale gêne l'excrétion de toutes les substances, d'une façon proportionnelle à leur coefficient de passage, si bien que, par la simple étude de la perméabilité au bleu, on peut tirer des conclusions applicables à la perméabilité rénale en général. »

Il nous reste à parler des observations d'urémie avec perméabilité normale au bleu. Léon Bernard a montré que le syndrome urémie était extrêmement complexe et qu'il n'était pas dû uniquement à l'imperméabilité rénale, et qu'inversement l'imperméabilité rénale ne s'accompagnait pas forcément d'urémie ; il a déduit de ses observations qu'il existait dans l'urémie deux catégories de symptômes : des symptômes dus à l'imperméabilité rénale et d'autres dus peut-être à un trouble des fonctions internes du rein, mais qui étaient indépendants de l'imperméabilité (1). Ces déductions nous expliquent comment on peut parfois trouver une perméabilité au bleu normale, avec des signes de néphrite.

Quoi qu'il en soit de toutes ces explications théoriques, il existe un argument décisif en faveur de l'épreuve du bleu, un argument devant lequel tombent toutes les objections hypothétiques, ce sont les résultats qu'elle donne dans la pratique, résultats que Bazy, le premier, s'est efforcé de mettre en lumière : « Chaque fois, dit-il, que l'épreuve du bleu m'a indiqué que le rein opposé était sain, je suis intervenu et je n'ai eu qu'à me louer de mon intervention. Quand je ne suis pas intervenu, parce que l'épreuve du bleu était défavorable, l'autopsie m'a montré peu de temps après que j'avais agi sagement en m'abstenant. »

Nous avons pu, dans son service et sur ses indications, pronostiquer bien des fois l'intensité du choc opératoire chez des malades qu'on allait néphrectomiser.

On peut dire que ce choc est proportionnel au retard de l'élimination du bleu ; quand le malade élimine normalement son bleu, il supporte facilement sa néphrectomie ; s'il l'élimine avec un léger retard, il a un peu de choc les jours qui suivent (petitesse du pouls, hyperther-

(1) Léon Bernard. Thèse, Paris, 1900.

mie légère, oligurie, etc.) ; si le retard est plus accentué, le choc est plus prononcé. Enfin, nous avons vu un cas où, pressé par les circonstances, on dut opérer une malade qui n'éliminait pas son bleu, la malade mourut ; Bazy en cite un autre exemple dans son travail déjà cité.

Il nous semble que ces faits, qui s'appuient sur un nombre considérable de cas, parlent éloquemment en faveur d'un procédé simple, pratique, à la portée de tous, et n'exigeant ni instrumentation, ni compétence spéciales. Legueu, dans deux cas où le cathétérisme de l'uretère était impossible, se contenta de l'épreuve du bleu sur l'urine totale, et, confiant dans les résultats de cette épreuve, fit deux fois la néphrectomie avec succès (2).

Ces arguments que nous donnons en faveur du bleu, nous pourrions les donner aussi en faveur de la phloridzine, et nous croyons que ces deux épreuves doivent toujours être faites simultanément et systématiquement.

D'ailleurs, Albarran, qui s'est fait devant la Société de Chirurgie (2) l'adversaire du bleu de méthylène, conclut ainsi après sa longue série d'expériences, appuyées d'examens histologiques (3) : « En résumé, nous n'avons pas vu de cas paradoxal dans lequel une élimination normale du bleu coïncidât avec des altérations du rein, ou une élimination anormale avec un rein histologiquement sain » ; et plus loin : « L'élimination du bleu se rapprochant généralement de celle des matériaux de l'urine, le procédé d'Achard peut servir au diagnostic des troubles fonctionnels importants du rein. »

(1) Legueu, Des formes communes de la tuberculose rénale. *Annales des maladies des org. génito-urinaires*, juin 1901.

(2) Albarran, *Bulletin de la Soc. de chirurgie*, juin 1900.

(3) Albarran et L. Bernard, *loc. cit.*

CHAPITRE VIII

Epreuve de la phloridzine.

La phloridzine, substance extraite de la racine du pommier, introduite dans l'organisme, par le tube digestif, ou mieux par la voie hypodermique, provoque de la glycosurie. Cette glycosurie peut être modifiée anormalement, soit dans sa date d'apparition, soit dans sa durée, soit dans sa quantité. Ces modifications indiquent, non pas toujours une lésion du rein, mais au moins un trouble fonctionnel de cet organe (1).

La solution à employer est à 1 p. 100, dont 1 centimètre cube contient 5 milligrammes de phloridzine ; on en injecte 1 centimètre cube sous la peau, avec toutes les précautions antiseptiques nécessaires, la solution devant être faite aseptiquement. S'il y a un peu de précipité au fond, il suffit de la chauffer légèrement, car la phloridzine est plus soluble à chaud.

On a fait uriner le malade au moment de l'injection, et on recueille ensuite ses urines au bout d'une demi-heure, puis au bout d'une heure, et ensuite toutes les heures.

On s'est assuré auparavant que l'urine ne contenait pas de sucre, à l'état habituel.

Chaque échantillon d'urine est examiné, et on recherche le sucre avec la liqueur de Fehling, en le dosant si on veut faire une expérience complète.

(1) ACHARD et DELAMARE, la Glycosurie phloridzique et l'exploration des fonctions rénales. *Soc. de biologie*, 3 février 1899, p. 48.

ACHARD et DELAMARE, l'Exploration clinique des fonctions rénales par la glycosurie phloridzique. *Bull. et Mém. de la Soc. méd. des hôpitaux*, 7 avril 1899, p. 379-395.

DELAMARE, Th., Paris, 1899.

En outre, il faut avoir soin de ne donner au malade aucun médicament, car certaines substances comme le salicylate de soude, l'antipyrine, etc., influent sur la glycosurie phloridzique.

Normalement, le sucre doit apparaître dans l'urine, au bout d'une demi-heure ou d'une heure, et son élimination dure de 2 à 4 heures. La quantité de sucre éliminée est de 1 à 2 grammes, mais elle peut osciller entre 0gr,50 et 2gr,50.

Si on est pressé par le temps, on peut faire en même temps l'épreuve du bleu, en décolorant l'urine teintée en bleu par le noir animal, et en recherchant ensuite le sucre.

Le mécanisme de cette glycosurie est discuté ; pour certains physiologistes (Von Mering, Minkowski. Richter), le rein, sous l'influence de la phloridzine, se laisserait traverser comme un filtre par la glucose du sang ; pour d'autres (Levene, Paderi), la glucose excrétée est élaborée par le rein.

Cette dernière théorie attribue à la glande rénale une fonction spéciale, celle de fabriquer de la glucose en présence de la phloridzine ; elle semble prouvée par les expériences de Levene, qui, après une injection de phloridzine, trouve plus de glucose dans le sang de la veine rénale que dans celui de l'artère (1) ; il y a donc quelque chose de plus qu'une simple filtration, le rein a *fabriqué* du sucre.

La production de sucre exigerait donc une activité spéciale du rein : l'épreuve de la phloridzine explorerait donc les fonctions du rein en tant que glande, et non pas en tant que filtre, comme le bleu de méthylène, par exemple ; elle est peut être liée aux fonctions de sécrétion interne, et à ce point de vue aurait une grosse importance dans les cas d'urémie avec toxicité normale des urines, étudiés par Léon Bernard (2).

Maintenant, il reste à démontrer que les fonctions glycosuriques du rein peuvent être assimilées à ses fonctions de désassimilation ; la preuve n'est pas faite ; mais ce qu'on peut affirmer, c'est que pratiquement un rein qui fonctionne mal ne réagit pas normalement à la phloridzine ; les expériences de Delamare, qui portent sur 152 sujets, sont absolument concluantes.

(1) Levene, *Journal of physiology*, 1894, t. XVII.

(2) Cette conception montre la nécessité de faire les deux épreuves du bleu et de la phloridzine pour faire une exploration complète de la valeur fonctionnelle du rein.

Comme nous venons de le voir, il y a dans l'épreuve de la phloridzine des phénomènes plus complexes que dans l'épreuve du bleu, phénomènes qui mettent en jeu l'activité fonctionnelle de la glande rénale ; il n'est donc pas surprenant de voir quelquefois des discordances entre l'épreuve de la phloridzine et celle du bleu de méthylène. Pour notre part, nous les avons toujours vues concorder, mais les faits discordants existent, on en a signalé plusieurs fois (1) ; Achard et Lœper ont montré que dans la dégénérescence amyloïde il pourrait y avoir hypo et même anaglycosurie phloridzique, et une perméabilité normale au bleu.

La signification de l'épreuve de la phloridzine, comme celle du bleu, est physiologique plutôt qu'anatomique ; elles rendent compte de l'état fonctionnel du rein et non pas de son état anatomique ; car il existe des cas où ces épreuves ont été négatives passagèrement, et positives ultérieurement chez le même malade.

C'est à l'épreuve de la glycosurie phloridzique que Casper et Richter, dans un travail sur le diagnostic de l'état fonctionnel du rein (2), accordent la préférence. Ils l'associent au cathétérisme urétéral et examinent les urines des deux reins séparément ; ils recherchent le sucre surtout au point de vue quantitatif et déterminent le point de congélation de l'urine, ils font aussi l'analyse chimique de l'urine.

C'est en associant ces trois examens qu'ils arrivent à conclure leur diagnostic, en attachant une grosse importance à la coïncidence de la variation de leurs résultats. Ils publient à la fin de leur travail 90 observations, dont nous rapportons plus loin 3 que nous avons trouvées concluantes (3). Kummel a depuis publié des observations dans lesquelles il a appliqué la méthode préconisée par Casper ; cette publication est un nouvel argument en faveur de la valeur de l'épreuve de la phloridzine (4).

(1) Delamare, Thèse, 1899. Observations CXLIII, CXLIV, CXLV.

Achard et Lœper, *Soc. biologie*, 1er déc. 1900.

(2) Casper et Richter, *Functionelle Nierendiagnostik mit besonderer berücksichtigung der Nierenchirurgie*, Berlin, 1901.

Casper et Richter, Fortschrite der Nierenchirurgie. *Arch. klin. Chir.*, Bd. 64, Heft 2, p. 470, 1901. *Congrès de Chirurgie allemande*, 1901.

(3) C'est à notre collègue et ami Lecène que nous devons la traduction de cet ouvrage, nous tenons à l'en remercier ici.

(4) Kummel, Praktische Erfahrüngen über Diagnose und Therapie der Nierenkrankheiten. *Arch. f. klin. Chir.*, 1901, Bd. 64, Heft 3, p 579.

OBSERVATIONS

Obs. I. — *Fistule urétéro-cutanée consécutive à l'ablation d'un kyste du ligament large. Pyonéphrose consécutive. Guérison, en partie spontanée, de la fistule. Épreuve du bleu de méthylène. Néphrotomie. Guérison.* — Bazy. Diagnostic des lésions dites chirurgicales du rein. *Revue de Gynécologie et de Chirurgie abdominale*, avril 1898.

L... (Clémentine), 54 ans (numéro du registre 599), entrée le 30 mai 1897, pour un kyste de l'ovaire, dans mon service à l'hôpital Tenon, salle Delessert, n° 11. Opérée le 12 juin 1897, par laparotomie. Le kyste inclus dans le ligament large droit est attiré un peu vivement par mon aide ; il en résulte une hémorrhagie veineuse abondante qui nécessite des ligatures, et comme des ligatures ne peuvent être placées dans tous les points, on laisse des pinces à demeure et on fait un léger tamponnement à la gaze aseptique. Cinq jours après, on s'aperçoit que le pansement a une forte odeur urineuse, et bientôt il s'écoule par l'extrémité inférieure de l'incision abdominale, par où passaient les pinces, de l'urine en quantité considérable, beaucoup plus considérable que par l'autre rein, ainsi qu'en témoigne l'analyse ci-contre des deux liquides sortis, l'un par la fistule cutanée, l'autre par l'urètre. Alors, on fit attention, et on réfléchit que déjà, dès le deuxième jour, le pansement avait été fortement mouillé ; mais on avait attribué ce suintement à l'exsudation habituelle et abondante qui accompagne les pansements à la Mikulicz, de sorte qu'il nous a été impossible de savoir si cette fistule était due à la déchirure de l'uretère au moment de l'extraction de la tumeur ou à son pincement. Dans tous les cas, il faudrait admettre que ce pincement a été latéral, puisque la lésion a pu guérir, ainsi que nous le verrons. La difficulté d'admettre un pincement latéral me fait plutôt penser que l'uretère a été déchiré.

Voici l'analyse comparative des deux liquides faite par mon interne en pharmacie M. Frédéric Rué, le 10 juillet 1897

	Liquide sortant par l'urètre	Liquide sortant par l'uretère droit
Volume	700 centim. cubes	1400 centim. cubes
Réaction	acide	neutre
Densité	1012	1005
Aspect	opalescent	Lactescent par l'agitation et opalescent une fois le dépôt au fond du flacon.
Couleur	jaune citron	jaune très pâle
Odeur	fétide	fétide
Dépôt	peu abondant	floconneux très abondant
Sucre	néant	néant
Albumine	traces non dosables	0 gr. 55 par litre
Urée	10 gr. 88 par litre	0 gr. 40 —
Phosphates	1 gr. 15 —	0 gr. 208 —
Chlorures	6 gr. 30 —	2 gr. 40 —
Examen microscopique	Quelques cristaux de phosphate et d'oxalate de chaux et d'acide urique.	Acide urique et nombreux globules de pus.

Cette analyse confirme ce que nous savons depuis longtemps sur les différences qui séparent l'urine sortant d'un rein hydronéphrotique de celle sortant d'un rein sain, comme on le voit dans les analyses des malades que j'ai opérés d'urétéro-cysto-néostomie et d'urétéro-pyélo-néostomie. Quoi qu'il en soit, après un certain temps, cette malade commença à dépérir. Je constatai que le rein droit devenait douloureux ; je lui proposai une néphrotomie ; elle ne voulut pas accepter. Je prends sur ces entrefaites mon congé annuel. A mon retour, je trouve cette femme extrêmement amaigrie, dans un état moral épouvantable, ne mangeant plus, la peau de la face plaquée sur les os, le teint pâle, dans un état tel qu'elle était résolue à tout. Au demeurant, la fistule abdominale donnait surtout du pus et très peu d'urine quoiqu'il y en eût un peu cependant. Je fais faire l'examen de l'urine qui me donne les résultats suivants (le 10 octobre 1897) :

Volume	750 centim. cubes
Densité	1005
Réaction	légèrement acide
Aspect	opaline
Couleur	jaune très pâle
Sucre	néant
Albumine	traces
Urée	5 gr. 124 par litre
Chlorures	4 gr. 2 —

Acide phosphorique......... 0 gr. 385 par litre.

Examen microscopique...... dépôt très peu abondant constitué par du mucus.

Épreuve du bleu de méthylène (1) — positif après une demi-heure.

13 octobre. Néphrotomie : sur la face convexe du rein ; il sort beaucoup de pus fétide. Je mets à demeure dans l'uretère une bougie en gomme n° 11 qui passe à frottement. Évidemment, il existe un retrécissement urétéral. Cette bougie est sentie dans la vessie au moyen d'un hystéromètre, qui perçoit une sensation de frottement non équivoque. Drainage et lavage du rein. L'état de faiblesse de la malade est tel qu'on est obligé de lui faire des piqûres de sérum de 500 à 1.000 grammes tous les jours, pendant plusieurs jours. Peu à peu, elle se remonte, elle engraisse, et actuellement (11 janvier) elle vient de quitter mon service de l'hôpital Saint-Louis, guérie de la plaie de la néphrotomie. Il ne s'écoule par la plaie abdominale qu'un peu de pus ; cette fistule sera incessamment fermée ; urine claire.

Obs. II. — Valeur pronostique du bleu de méthylène. Bazy. — *Annales des maladies des organes génito-urinaires*, 1899, p. 581.

M..., âgé de 55 ans, entre le 26 janvier 1899, dans mon service, à l'hôpital Beaujon, où il est envoyé par plusieurs de mes confrères qui s'intéressent à lui. Il est atteint de troubles urinaires et d'accidents infectieux graves. Urines très purulentes. Vessie ne se vidant pas. Tuméfaction dans la région lombaire gauche faisant diagnostiquer pyonéphrose. Je mets d'abord la sonde à demeure ; régime lacté.

Sous cette influence, l'état général et même local s'améliore un peu ; mais la tuméfaction rénale reste la même. Je fais l'épreuve du bleu de méthylène. Voici ce que je note. Chromogène dans les urines une heure et demie après l'injection, pas de bleu dans les douze premiers verres, chacun à une demi-heure d'intervalle. Je pense devoir passer outre parce qu'il y a du pus dans le rein gauche. Opération le 10 février 1899. Extrait de mon registre d'opération de Beaujon. Incision habituelle. Je trouve d'abord du pus qui entoure le rein qui est en grande partie disséqué. Je l'ouvre, y trouve un calcul ramifié ; ce rein était réduit à une mince coque de 1 à 2 millimètres par la dilatation extrême des calices et du bassinet ; pensant qu'il ne pouvait servir à rien, et malgré l'avertissement donné par le bleu de méthylène, je l'enlève complète-

(1) Toutes les épreuves du bleu et de la phloridzine que nous rapportons ont été faites sans cathétérisme de l'uretère, sauf dans les observations de Casper qui sont reproduites à la fin ; les examens ont toujours porté sur le volume total des urines.

ment ; je cautérise l'extrémité supérieure de l'uretère ; je draine et je tamponne la cavité.

Les suites immédiates sont très bonnes. Le malade se réveille bien. A 4 heures, à la visite de mon interne M. d'Herbécourt, il dit qu'il se sent bien ; il demande à fumer une cigarette ; il a un peu uriné, et son urine est presque claire. A minuit, oppression, dyspnée intense, pas d'urine; à 4 heures du matin, mort.

Nous avons pu enlever l'autre rein. C'était un gros rein blanc, il a été porté au laboratoire de mon ami le Dr Brault ; il a été malheureusement égaré ; les caractères macroscopiques étaient certainement suffisants.

Obs. III. — Bazy (*Loc. cit.*).

Je suis appelé le 18 avril, à Rambouillet, pour voir un vieillard de 71 ans, M. Ch... Malade depuis longtemps, atteint d'une cystite pour laquelle il avait consulté, il y a trois ou quatre ans, et qu'il devait soigner avec les sondages et les lavages au nitrate d'argent. Il s'était négligé, s'était soigné peu aseptiquement ; bref, depuis 3 mois, il souffrait atrocement et c'était l'intensité de la douleur qui l'avait fait seule consentir à voir un chirurgien, le souvenir du premier qu'il avait vu étant resté peu agréable, dit-il, pour l'engager à recommencer. Je l'examine, et, avec une vessie ne se vidant pas, douloureuse à la pression, faisant une saillie irrégulière du côté de l'abdomen, je trouve un calcul dans la vessie. Je conseille l'opération à bref délai et je le fais venir à Paris à la maison de santé des Frères de Saint-Jean-de-Dieu. En raison de l'état de sa vessie qui me paraît atteinte de cystite interstitielle avec péricystite, je décide de faire la taille. Auparavant, je fais faire l'analyse de l'urine par le distingué pharmacien Leclerc.

Quantité d'urine....................	2 litres environ
Densité..............................	1011
Extrait sec..........................	18gr,20 par litre
Urée.................................	7 ,68 —
Acide urique........................	0 ,15 —
Acide phosphorique................	0 ,73 —
Chlorure............................	4 ,44 —
Eléments minéraux anhydres	6 ,36 —
Albumine...........................	1 ,72 —
Au microscope.....	Cellules épithéliales et leucocytes. Cylindres hyalins. Cristaux de phosphate bicalcique.

Cette analyse, bien que peu satisfaisante, est cependant meilleure que beaucoup d'autres où les interventions chirurgicales ont été suivies du plus heureux succès sans aucune complication ni accident. C'est pourquoi j'ai dû faire l'épreuve du bleu de méthylène. Pour le dire immédiatement, l'urine n'a jamais été colorée en vert ; c'est à peine si on pouvait soupçonner une légère teinte verdâtre greffée sur le jaune de l'urine, et encore ne la trouvait-on qu'au bout de deux heures. L'épreuve du chromogène était très peu nette et n'existait aussi qu'à partir de ce moment. Les douleurs étaient telles que le malade me demandait très instamment une opération dont quelques mois auparavant il n'eût pas voulu entendre parler. D'un autre côté, ces douleurs, malgré la sonde à demeure et les lavages répétés, n'avaient que diminué sans cesser complètement (j'avais même dû retirer la sonde à demeure), et l'état général n'avait guère gagné à ce traitement rationnel. Aussi, décidé à ne pas surseoir davantage à l'opération et toutes ces constatations faites, j'y procédai le 27 avril avec l'aide de mes internes Audion, Blandin et Estrabaut. Je trouvai le péritoine adhérent à la face antérieure de la vessie. En même temps que le tissu cellulo-adipeux prévésical était induré, la vessie l'était aussi ; elle fut incisée et le calcul extrait très facilement; il était phosphatique au moins à la surface et répandant une odeur infecte malgré les abondants lavages que j'avais fait faire avant l'opération (du reste la vessie contenait elle-même une urine infecte). Je fixai à demeure une sonde en gomme n° 21 après avoir préalablement incisé le méat qui était trop étroit.

Les suites opératoires furent d'abord bonnes et la température oscillait autour de 37°, le pouls restait rapide à 120 environ, ne descendant jamais au-dessous de 110, la langue restait un peu sale, l'urine néanmoins était abondante et claire, n'avait plus d'odeur. Je continuai les soins par les injections sous-cutanées d'eau salée à 7 p. 1.000, 500 grammes par jour, par la caféine à 25 centigrammes. Le 9, la température commence à s'élever, quoique la sonde fonctionnât bien et eût été changée le 6; le 10, elle monte le soir à 38°,6.

Le 11, 37°,1 le matin	37°,2 soir.
Le 12, 37°,7 —	38°,3 —
Le 13, 37°,2 —	38°,1 —
Le 14, 36°,8 —	

Dans l'après-midi, le malade a un frisson violent qui donne aux infirmiers de la maison de santé une émotion dont je retrouve l'écho le lendemain matin à mon arrivée. Or, à mon grand étonnement, car le 12 j'avais fait des prédictions les plus sinistres à un ami du malade, je trouve mon opéré mieux que je ne l'avais jamais vu ; son moral, qui s'était affaissé de plus en plus au fur et à mesure qu'on s'éloignait du jour de l'opération, était redevenu excellent; la langue, qui avec l'ascension de la température était devenue sèche, était humide et presque ntteoyée. La température tombe à 36°,4 et n'est plus remontée qu'à 37°,2, restant aux environs de 37°; dès le lendemain, la langue se nettoyait et à partir de ce moment la partie était gagnée; la sonde à demeure était retirée le 18 mai et le malade quittait la maison de santé le 25. L'urine était à peu près limpide. Les envies d'uriner qui étaient presque continues et avaient donné au malade la croyance qu'il avait de l'incontinence d'urine; ces envies s'étaient espacées et ne revenaient que toutes les trois heures; la vessie, sans se vider complètement, ne contenait plus que 75 à 80 grammes d'urine environ. L'appétit était vite revenu, de même que les forces.

Ce cas semble donner tort aux prévisions tirées de l'épreuve du bleu de méthylène, puisque le malade a guéri. A cela je répondrai que l'épreuve n'avait pas été absolument complètement négative, et que les inquiétudes par lesquelles j'ai passé étaient bien la justification de la valeur pronostique de ce mode d'exploration du rein.

Obs. IV. — De la néphrotomie précoce, dans les pyonéphroses. Bazy. — *Bulletin de la Société de Chirurgie*, séance du 27 juillet 1898.

Le 28 mars dernier, je suis appelé à voir en consultation, avec le Dr Alibert, une jeune femme de 23 ans, qui, le 20 mars précédent, a été prise de douleurs très vives dans la région du flanc gauche.

En même temps que les douleurs se montraient, la fièvre survenait et montait à 38°,9 39°, 39°,4 le soir pour descendre à 38°,2 le matin. Il ne semble pas qu'il y ait eu de frissons le matin. Depuis le début des accidents, l'état général n'avait fait que s'aggraver, de même que l'état local; la région était devenue de plus en plus douloureuse, le flanc était bombé; la voussure était d'autant plus facile à constater que la malade était maigre et que la maigreur avait encore augmenté depuis le début de la maladie. Je vois en effet une malade très émaciée, couchée sur le dos, incapable de faire le plus petit mouvement sans ressentir de violentes douleurs, la cuisse légèrement fléchie sur le bassin. Je dois dire qu'en la découvrant je pus immédiatement constater une légère voussure du flanc. Quand je voulus y porter la main, la malade m'en empêcha; je pus néanmoins, avec des précautions, délimiter une volumineuse tumeur, dont il me fut difficile d'apprécier la consistance, tellement la douleur à la pression était vive. Cette tumeur, allongée en bas et en dedans, occupait bien la région du rein, dont elle reproduisait les formes notablement agrandies et descendait dans la fosse iliaque. Peu de retentissement du côté des voies urinaires; envies fréquentes d'uriner toutes les demi-heures; urines troubles, peu de douleur à la miction. Comme antécédents, nous ne relevons qu'une suppuration des deux oreilles, survenue il y a cinq ans, à la suite de grippe, suppuration aujourd'hui terminée, mais qui a laissé une surdité assez prononcée. Deux accouchements, un il y a dix-huit mois, un autre cinq mois auparavant. A la suite de ce dernier, un abcès du sein qui a duré vingt-cinq jours ; c'est la seule étiologie que nous puissions trouver à cette pyélonéphrite, en dehors de l'ascension microbienne. Malgré le début récent de la lésion, je n'hésitai pas à proposer une intervention qui eut lieu le 30 mars dernier avec le concours du Dr Alibert et de mes internes Estrabaut et Iselin.

Auparavant, je fis faire l'épreuve du bleu de méthylène qui fut positive, c'est-à-dire que le bleu commença à apparaître environ une demi-heure après l'injection sous-cutanée.

Opération. — Je fais mon incision cutanée habituelle, c'est-à-dire une incision qui, partant de l'angle costo-musculaire, se dirige obliquement vers la partie la plus élevée de la crête iliaque. Les couches musculaires incisées, on tombe sur le rein, la capsule cellulo-adipeuse n'existant presque plus. Ce rein a un aspect blanc bleuâtre, avec des vaisseaux gorgés de sang par places ; il est de consistance ferme et est très volumineux ; il paraît certainement quadruplé de volume ; je fais sur le bord convexe, au bistouri, une incision longue de 5 centimètres environ, plongeant profondément l'instrument parallèlement aux deux faces. Je pénètre dans le bassinet qui est un peu dilaté, et d'où il s'échappe environ une cuiller à soupe de pus verdâtre (cette coloration due peut-être au bleu de méthylène et bien lié, non odorant). Mon doigt sent, dans le bassinet, des fausses membranes qu'il enlève qu'il enlève et que nous mettons dans des compresses aseptiques pour les inoculer. L'ouverture supérieure de l'uretère que je désirais cathétériser n'a pu être retrouvée. J'ai mis un gros drain dans le bassinet, de la gaze iodoformée dans les lèvres de l'incision rénale et fermé presque toute l'étendue de la plaie musculo-cutanée par deux plans de suture, une en surjet au catgut pour les muscles, une pour la peau au crin de Florence. J'ai regardé les lèvres de l'incision rénale. Leur aspect était blanchâtre, rougeâtre par places. Je n'ai pas pu voir de traînées purulentes allant des calices vers la fin des pyramides. Le rein me parut être si volumineux que je craignais de me trouver en présence d'un rein unique. Aussi, profitant du sommeil chloroformique, essayai-je de palper la loge rénale droite. Fort heureusement le rein droit était descendu et mobile, de sorte qu'il me fut facile de constater et de faire constater qu'il existait. La gravité du pronostic se trouvait d'autant diminuée. L'épreuve du bleu de méthylène faite antérieurement m'avait, à ce point de vue, déjà fortement rassuré. Je n'étais pas fâché, néanmoins, d'avoir pu faire cette constatation. Les suites opératoires furent simples. La douleur spontanée cessa presque immédiatement de sorte que la malade put bientôt se remuer dans son lit; l'état fébrile persista quelque temps, après une chute le lendemain de l'opération, quoique à un degré moindre qu'avant l'intervention. Parallèlement à la diminution de la fièvre, nous constatons la diminution de volume du rein et, au fur et à mesure, la diminution, puis la cessation de la douleur à la pression. Malgré l'état fébrile, l'appétit était revenu.

Le tube fut progressivement raccourci; la malade put se lever au bout de trois semaines; le tube ne donnant presque plus de pus fut enlevé au bout d'un mois; quelques jours après la plaie était fermée. Depuis ce moment, la malade a engraissé; elle déclare ne s'être jamais si bien portée. Le rein est tout à fait revenu sur lui-même. Jamais il n'est sorti d'urine par la plaie, sauf, peut-être, les trois ou quatre premiers jours. La diurèse, qui, au début, avait été insuffisante, peut-être par défaut de boissons, est devenue rapidement normale. Actuellement, les urines sont tout à fait claires.

Obs. V. — *Pyonéphrose gauche. Épreuves du bleu de méthylène positive. Néphrotomie, néphrectomie secondaire. Guérison.*

Le nommé Gabriel F..., âgé de 40 ans, employé, entre à l'hôpital Tenon, salle Montyon, n° 22, pour de la pyurie et des mictions douloureuses à la fin. Il a eu une blennorrhagie légère dans sa jeunesse. Depuis quatre ans, il a des mictions fréquentes qui ont fini par se produire tous les quarts d'heure. Les lavages de vessie et la térébenthine à l'intérieur lui ont amené quelque soulagement, mais les symptômes réapparaissent dès qu'il cesse son traitement. Il n'a jamais eu d'hématurie, mais souffre également depuis quatre ans dans le flanc gauche, Actuellement, les urines sont troubles par moments, elles donnent par le repos un épais dépôt purulent. L'examen bactériologique y montre du coli-bacille et une quantité énorme de cocci fins groupés en essaims. Les urines sont surtout troubles après la marche et, à d'autres moments, sont parfaitement claires. Le cathétérisme de l'urètre montre un canal normal. Au toucher rectal, on sent un petit noyau induré vers la base de la vésicule séminale droite; à gauche, la vésicule est épaissie et plus sensible; la prostate est normale.

Le rein droit est un peu augmenté de volume. Le flanc gauche est difficilement dépressible, on y sent une masse volumineuse qui descend jusqu'à la crête iliaque, manifestement fluctuante par la palpation bimanuelle, facilement délimitable, et douloureuse à la pression. L'urine est toujours trouble, mais on remarque qu'elle est plus chargée de pus à certains moments qui coïncident avec une diminution de volume de la tumeur rénale. Le 30 octobre, épreuve du bleu de méthylène positive: le bleu apparaît dans l'urine au bout d'une heure et continue à être éliminé pendant douze heures : il y a alors une pause dans l'élimination, et le lendemain elle recommence très intense, coïncidant avec une débâcle purulente. L'affaiblissement est extrême, le malade est très amaigri. Néphrotomie, le 7 octobre 1897, par M. Bazy : on évacue une grande poche remplie de pus, mais sans qu'on sache si cette poche est intra ou juxta-rénale.

Les suites opératoires sont bonnes : le malade quitte l'hôpital en bon état, quoique gardant une fistule lombaire qui donne un peu de pus.

Le 7 décembre 1899 le malade vient retrouver M. Bazy, parce que sa fistule persiste toujours. Malgré cela, il a toujours été bien portant depuis l'opération, se plaignant à peine de quelques douleurs vagues dans la région lombaire. Il urine d'une façon normale, sans douleur ni difficulté : ses urines sont, en ce moment, claires, limpides, avec un léger nuage qui reste en suspension à la partie supérieure du liquide. La fistule a cessé de couler à plusieurs reprises, mais la durée de l'interruption n'a jamais excédé trois ou quatre jours.

Le 28 décembre 1899, néphrectomie par M. Bazy : le rein est comme lobulé ; à l'incision, il est rempli de pus et se trouve réduit à une mince coque formée de substance corticale, on l'enlève.

Les suites opératoires sont excellentes ; le malade quitte le service complètement guéri.

Obs. VI. — *Pyonéphrose gauche. Épreuve du bleu de méthylène positive. Néphrotomie. Guérison.*

Le nommé V..., employé aux omnibus, âgé de 42 ans, entre le 16 novembre 1897 dans le service du Dr Bazy, à l'hôpital Tenon, salle Montyon, lit n° 6, pour des mictions fréquentes et de la pyurie. Il a eu une blennorrhagie en 1880 qui a duré quinze jours, un rétrécissement cinq ans après, qu'on a dilaté ; à la même époque, il a eu de la cystite avec hématuries terminales. Actuellement il urine toutes les deux heures, ses urines sont quelquefois claires ; mais, après la miction, il s'échappe quelques gouttes de liquide jaunâtre et épais analogue à du pus. Presque toujours les urines sont très troubles. A la palpation de la région rénale gauche, on sent une tumeur dure, arrondie, à contours diffus et empâtés : le malade présente aussi des symptômes généraux, il a des sueurs nocturnes, il a maigri. L'épreuve du bleu de méthylène faite le 2 décembre est positive : le bleu apparaît dans l'urine dès la première demi-heure, on le distingue nettement en agitant l'urine avec du chloroforme.

Le 4 décembre, néphrotomie par M. Bazy.

Le 5 décembre, le malade a dans la nuit une hémorrhagie assez abondante ; on défait le pansement et on tamponne à la gaze iodoformée.

Le 6 décembre, le pansement est encore taché de sang, mais très dilué par l'urine ; il est refait, on touche la plaie avec une solution gélatinée.

Les 7 et 8 décembre, l'urine coule abondamment, légèrement teintée de sang.

Le 31 décembre, la plaie suppure toujours un peu, et il sort toujours de l'urine.

Le 2 janvier, on place une sonde dans l'uretère, en l'introduisant par le bassinet, cela se fait facilement.

Le 3 janvier, le malade a ressenti quelques douleurs comme des coliques, s'irradiant vers les cuisses. La sonde est laissée dans l'uretère.

Le 8 janvier, on retire la sonde urétérale, on voit qu'elle était coudée, sans pénétrer dans l'uretère ; on ne peut faire le cathétérisme ; on met une laminaire.

Le 29 janvier, la laminaire est remplacée par une sonde à bout coupé qui est arrêtée après avoir parcouru un trajet d'environ 30 centimètres ; pour savoir si cette sonde n'aurait pas suivi une fausse route, on introduit dans la sonde une sonde plus petite qui pénètre facilement, donc l'arrêt est dû à un obstacle urétéral. Pour s'assurer que la sonde urétérale pénètre dans la vessie, on injecte dedans une solution colorée en bleu qui passe dans la vessie, puisqu'on l'y recueille avec une sonde en caoutchouc rouge. Avec l'instrument servant à retirer les corps étrangers de la vessie, on va chercher la sonde urétérale et on l'attire au dehors au niveau du méat urétéral. Cette sonde est fixée à demeure, faisant communiquer directement le bassinet avec le méat urinaire.

Le 31 janvier, la sonde est bien supportée ; il s'est écoulé environ 200 grammes d'urine par la sonde. On fait un lavage à l'eau boriquée et au nitrate d'argent.

Le 16 février, comme le suintement du rein par la plaie continue, on tire un peu au dehors la sonde urétérale ; mais on constate les jours suivants que le pansement est bien plus mouillé.

Le 18 février, on renfonce alors un peu la sonde.

Le 13 mars, quand on défait le pansement, on voit s'écouler un peu de pus par la portion inférieure de la plaie ; on débride cette partie à la sonde cannelée, et on tamponne à la gaze.

Le malade quitte l'hôpital le 7 mai 1898 ; la plaie suppurait ; il est revenu cinq fois se faire panser ; la plaie est cicatrisée le 15 juin. Il est ensuite allé à la campagne un mois, s'est mis au régime lacté en prenant un exercice modéré. L'appétit est revenu, la digestion est facile ; il a augmenté de 16 livres. Il revient le 15 octobre avec un état général excellent.

Obs. VII. — *Hydronéphrose. Épreuve du bleu de méthylène positive. Néphrectomie. Guérison.*

Le nommé C..., cultivateur, âgé de 52 ans, entre dans le service du Dr Bazy, à l'hôpital Saint-Louis, salle Cloquet, n° 30, pour une tumeur siégeant dans le flanc gauche, tumeur qui est le siège d'une douleur très vive consistant en une sensation de brûlure et qui provoque une pesanteur qui gêne la marche et la station debout. Le début remonterait à 1870 ; il se souvient avoir éprouvé des douleurs déjà à cette époque De 1870 à 1891, il a eu à plusiuers reprises des accès de douleurs accompagnés de vomissements pour lesquels il a consulté des médecins qui ont diagnostiqué des coliques néphrétiques. De 1891 à 1896, les crises se rapprochent, toujours accompagnées de vomissements. Depuis deux ans, les douleurs sont presque continuelles, et, depuis 1891, il a la sensation d'une grosseur siégeant dans le flanc gauche. Les douleurs sont plus intenses pendant la marche, mais elles sont très peu calmées par le repos. Il a des démangeaisons, quelquefois de l'urticaire. Depuis cinq ans, il a remarqué que ses urines étaient laiteuses, et que la portion supérieure du verre contenait des flocons blanchâtres. Actuellement, ses urines sont sales.

Les mictions sont fréquentes, souvent douloureuses ; il a parfois des crises de polyurie, et alors il lui semble que sa tumeur diminue. A l'inspection le ventre est distendu et asymétrique. La palpation délimite une tumeur dont la limite inférieure est au niveau d'une ligne horizontale passant par l'ombilic, et dont la limite supérieure remonte au bord costal ; sa limite interne est à deux travers de doigt de la ligne médiane, ce bord est arrondi ; la tumeur ne présente pas de bord saillant, elle est fluctuante. Par la palpation bimanuelle, on lui imprime des mouvements communiqués, mais elle n'est pas mobile avec les mouvements de la respiration. La percussion donne les mêmes limites que la palpation. L'état général est bon, le facies est coloré. L'épreuve du bleu de méthylène, faite le 10 mai, donne un résultat positif.

Le 13 mai, néphrectomie par MM. Bazy et Estrabaut. L'incision lombaire mène sur le rein qui apparaît rougeâtre, nettement fluctuant ; on l'incise et il en sort un liquide légèrement citrin. On constate que cette poche est surtout développée à la partie inférieure du rein ; on la décortique assez facilement, il n'existe pas d'adhérences pathologiques ; mais elle descend très bas et le hile du rein n'apparaît pas nettement. Enfin elle est extirpée entièrement et l'hémostase est faite; on ferme ensuite la plaie par deux plans de suture. L'examen de la pièce montre que le rein était complètement atrophié, qu'il ne restait de tissu paraissant sain qu'une mince languette de la portion supérieure ; la poche s'était développée au niveau du hile, et l'uretère s'ouvrait dans sa portion inférieure. Les suites opératoires sont simples et le malade sort de l hôpital, complètement guéri, le 5 juin.

Obs. VIII. — *Kyste du rein. Épreuve du bleu de méthylène positive. Ablation. Guérison.*

Le nommé Eugène C..., placier, âgé de 53 ans, entre à l'hôpital Saint-Louis, dans le service du Dr Bazy, salle Cloquet, lit n° 23 *bis*, le 11 juin 1898, parce qu'il a rendu des urines sanglantes. En 1888, il a eu une colique néphrétique sans hématurie à gauche. De 1888 à 1894, il n'a pas de crise véritable, mais il souffre toujours un peu de son rein gauche. En 1894, à la suite d'un excès de table, il est pris d'un pissement de sang qui a duré deux jours. De 1894 à 1897, il a eu quelques légères hématuries. En 1897, après un excès de boissons et un voyage en chemin de fer, crise de colique néphrétique, accompagnée de pissement de sang pendant deux jours. Depuis cette époque, les hématuries reviennent fréquemment après les fatigues, et les urines seraient plus sanglantes au commencement de la miction. L'exploration métallique de la vessie est aisée, la vessie est tolérante, on ne sent pas de calcul, et les urines rendues immédiatement après cet examen ne sont pas sanglantes. L'exploration de la région rénale provoque de la douleur dans l'angle costo-vertébral gauche ; la palpation bimanuelle fait sentir une tumeur rénitente mais peu volumineuse et un peu mobile par soulèvement. L'épreuve du bleu de méthylène est positive le 18 juin.

Le 30 juin, opération par MM. Bazy et Estrabaut. L'incision lombaire amène sur une tumeur tendue, fluctuante, non adhérente ; on l'incise et il en sort du liquide citrin ; on décortique cette poche qui est située à la partie supérieure du rein ; le rein est de volume normal, mais congestionné. On ferme en deux plans et la réunion se fait par première intention.

Suites opératoires normales. Le malade quitte l'hôpital guéri.

Obs. IX. — *Pyonéphrose droite. Épreuve du bleu de méthylène positive. Néphrotomie. Guérison.*

Le nommé Lucien D..., tablettier, âgé de 42 ans, entre à l'hôpital Beaujon le 27 septembre 1898, salle Robert, n° 29, dans le service du Dr Bazy, pour un calcul de l'urètre, qu'on a déjà tenté d'extraire en ville, mais sans succès. Ce malade a dejà eu des coliques néphrétiques, il y a deux ans. Il y a deux jours, il a eu un brusque arrêt de son jet d'urine après émission de sang. Ses urines étaient rouges avec dépôt abondant, déjà depuis six mois. Il a des douleurs lombaires depuis l'âge de dix-huit ans. A l'examen de l'urètre, on sent un calcul gros comme une petite noisette, arrêté à la racine de la verge. Ce calcul est enlevé et on lave la vessie régulièrement.

Le 9 novembre, à 5 heures du matin, le malade est pris brusquement de douleurs partant de la région rénale droite et aboutissant à la région crurale. En même temps, vomissements, dyspnée, pâleur de la face ; les urines sont troubles, la température monte au-dessus de 38°.

Le 10 novembre, les douleurs sont moins vives, les vomissements sont arrêtés, mais le malade a des nausées dès qu'il veut prendre quelque chose. A la pression, une légère douleur persiste dans la région lombaire.

Le 13 novembre, il a un frisson qui dure trois quarts d'heure ; à la palpation, on constate une défense de la paroi, mais pas de tumeur nette.

Le 14 novembre, la température monte à 39°, le soir. On fait l'épreuve du bleu de méthylène qui est négative.

Le 16, le malade sent toujours dans l'angle costo-musculaire droit une douleur assez vive ; la palpation ne laisse toujours rien révéler ; la langue est sale, la température reste à 39°. L'épreuve de la rosaniline est négative.

Le 17, la langue est de plus en plus sale, la température monte à 40°,2 ; le malade, quand il se tourne sur le côté droit, a la sensation d'une tumeur lourde qui se déplace.

Le 18, même symptôme ; la faiblesse s'accentue, épistaxis, pommettes rouges, langue sèche, rôtie ; pouls, 114 ; température, 39°,2. La défense de la paroi empêche toujours la palpation de fournir un renseignemen précis. Pas de signes pulmonaires.

Le 21 novembre, épreuve du bleu de méthylène : elle est positive ; le chromogène passe au bout d'une demi-heure, mais le bleu ne passe toujours pas.

Le 21 novembre, néphrotomie par M. Bazy ; on constate qu'il existe une collection périnéphrétique et une pyonéphrose ; un cathéter introduit dans l'uretère est arrêté à 5 ou 6 centimètres ; la coupe du rein est violacée, mais on n'y voit ni points blancs, ni traînées jaunâtres.

Les suites opératoires sont bonnes, la fièvre tombe, le facies devien. meilleur. Le malade quitte l'hôpital guéri avec une petite fistule lombaire. Le malade est revu un mois après : il a engraissé de 5 kilogrammes ; sa fistule est fermée. Trois mois après, le malade rentre dans un service voisin pour une pyonéphrose du côté gauche dont il meurt.

Obs. X. — *Pyonéphrose droite. Épreuve du bleu de méthylène positive Néphrotomie. Guérison.*

Le nommé Prosper G..., âgé de 38 ans, bourrelier, entre à l'hôpital Saint-Louis, le 28 juillet 1898, dans le service du Dr Bazy, salle Cloquet, lit n° 15, pour une tumeur développée dans la région lombaire droite. Depuis trois semaines, il souffre du côté droit ; il a eu de l'embarras gastrique, de la fièvre ; il a maigri ; la langue est sale. Quand il est debout, il ne peut marcher à cause de la douleur qu'il éprouve du côté du rein droit. La région du flanc droit est légèrement bombée, ainsi que l'angle costo-musculaire, l'espace costo-iliaque est comblé, et, à la palpation, on y sent une tumeur d'une dureté ligneuse. Cette tumeur remplit l'abdomen jusqu'à l'ombilic et la fosse iliaque en partie. L'examen de la colonne vertébrale est négatif ; elle est très rigide et ne présente pas de points douloureux. La palpation de la région rénale gauche est douloureuse. L'urine est trouble à l'émission ; elle est purulente.

Le 2 août, épreuve du bleu de méthylène : le bleu apparaît dans les urines normalement, c'est-à-dire au bout d'une demi-heure, puis s'élimine ensuite d'une façon continue.

Néphrotomie le 3 août par MM. Bazy et Estrabaut : elle fait constater une poche principale intra-rénale d'où s'écoule un pus verdâtre (coloré par le bleu de méthylène) ; puis on ouvre encore d'autres petites poches secondaires dans l'épaisseur du rein. On ne peut pas arriver à cathétériser l'uretère par le bassinet.

Les suites opératoires sont excellentes ; le malade quitte le service le 19 août guéri, quoique conservant une fistule lombaire. Il est revu le 24 septembre ; il persiste encore une petite fistule ; à part cet inconvénient, le malade est en parfait état.

Obs. XI. — *Calcul rénal. Épreuve du bleu de méthylène positive. Néphrotomie. Guérison.*

Le nommé Jean N... cocher, entre dans le service du Dr Bazy, à l'hôpital Saint-Louis, salle Cloquet, lit n° 18, le 27 septembre 1898, pour des hématuries. Il souffre depuis longtemps dans la région rénale gauche, mais seulement lorsqu'il va en voiture. Il n'a jamais eu de colique néphrétique typique, mais quelquefois il ne pouvait pas uriner.

Ses urines sont généralement sanglantes à la suite d'un cahot prolongé ; il s'en rend d'autant plus facilement compte qu'il est cocher : la douleur est manifestement en rapport avec les cahots, elle disparaît par le repos, en même temps que les urines redeviennent claires. Il ne souffre jamais du côté droit; à la palpation, on ne sent pas de tumeur rénale. Le début remonte à 5 ou 6 ans.

Les urines sont sanglantes dans les trois verres. L'exploration de l'urètre montre que l'explorateur n° 19 est arrêté dans la région prémembraneuse. On ne sent pas de calcul dans la vessie. Par le toucher rectal on sent une prostate légèrement augmentée de volume. L'épreuve du bleu de méthylène, faite le 30 septembre, est positive.

Le 21 octobre, néphro-lithotomie par MM. Bazy et Estrabaut. On enlève un calcul de la grosseur d'une grosse noisette. Les suites opératoires sont bonnes ; les urines restent rougeâtres jusqu'au 26 octobre, puis redeviennent claires à partir de cette époque. Le malade quitte l'hôpital et est revu le 22 novembre en parfait état ; les hématuries et les douleurs ont disparu.

Obs. XII. — *Pyonéphrose gauche. Épreuve du bleu de méthylène négative. Abstention opératoire. Mort.*

Le nommé Paul E..., tourneur, âgé de 58 ans, entre le 22 mars 1898, dans le service du Dr Bazy, à l'hôpital Saint-Louis, salle Cloquet, lit n° 28. Ses urines sont purulentes dans les trois verres, et ses mictions sont douloureuses et fréquentes. La prostate n'est pas augmentée de volume, l'explorateur n° 20 passe avec un léger ressaut dans la région périnéale. Le ventre est tendu et ballonné. La palpation rénale est dou loureuse des deux côtés, seulement le ballonnement empêche de sentir l'augmentation de volume du rein si elle existe. Le malade a de l'œdème des jambes et de la verge, de l'ascite, de la diarrhée et se présente dans un état cachectique accentué.

L'épreuve du bleu de méthylène donne un résultat absolument négatif ; le bleu ne passe qu'au bout de la sixième heure. On s'abstient de toute intervention et on se contente de mettre la sonde à demeure.

Le malade meurt le 6 mai. A l'autopsie on constate que le rein gauche est rempli de pus : la capsule cellulo-adipeuse est condensée et se confond avec la capsule propre du rein. Au niveau du hile où le tissu cellulaire est nettement scléreux et épaissi, on voit des ganglions volumineux situés surtout à la partie inférieure. A la coupe, l'aspect du rein est caverneux, et les cavernes remplies de pus atteignent presque la surface extérieure du rein. Ces cavernes sont séparées les unes des autres par des cloisons épaisses, et ne communiquent avec le bassinet que par des orifices étroits ; elles sont tapissées par une membrane muqueuse épaissie, tomenteuse, veloutée par places. Le bassinet est peu dilaté. Le rein droit présente à sa partie moyenne un kyste séreux du volume d'une noix ; à la coupe, il a l'aspect du petit rein granuleux ; on ne peut le décortiquer.

Obs. XIII. — *Infection urinaire ascendante. Phlegmon péri-urétral. Epreuve du bleu de méthylène négative. Mort.*

Le nommé Eugène G..., infirmier, âgé de 51 ans, entre dans le service du Dr Bazy, à l'hôpital Saint-Louis, le 27 mai 1898, pour un phlegmon péri-urétral. Il présente une tuméfaction énorme de la région scrotale, avec plaques de sphacèle et œdème de la région pubienne. Il aurait un rétrécissement de l'urèthre depuis plusieurs années, et c'est depuis 3 jours qu'il ne peut plus uriner. Le facies est celui d'une infection grave, la langue sèche, la fièvre intense. On incise le scrotum sur la ligne médiane et on pratique des contre-incisions au niveau de la région inguinale, et on draine. A la suite de cette opération, la température tombe, le malade va un peu mieux, mais la langue est toujours sèche. Le 6 juin, épreuve du bleu de méthylène négative ; le bleu n'apparaît dans l'urine que 4 heures et demie après l'injection. Le malade meurt le 8 juin. A l'autopsie, on voit que le rein droit est très altéré, recouvert à sa surface de petits abcès miliaires.

Le rein gauche ne présente pas de lésions macroscopiques.

Obs. XIV. — *Pyonéphrose gauche. Néphrotomie et néphrectomie secondaire. Epreuves du bleu de méthylène et de la rosaniline positives. Guérison.*

La nommée Mathilde M..., ménagère, âgée de 38 ans, entre dans le service du Dr Bazy, à l'hôpital Saint-Louis, salle Gosselin, lit n° 18 *bis*, le 3 octobre 1898, pour des douleurs siégeant dans l'hypocondre gauche, et ayant débuté il y a 4 mois environ. L'affection semble avoir débuté il y a un an par une cystite ; les urines étaient troubles, et ce trouble n'a fait que s'accentuer jusqu'à présent ; elles contiennent du pus. Le teint est jaunâtre ; la malade a beaucoup maigri ; l'appétit a disparu depuis l'apparition des douleurs ; sueurs nocturnes très abondantes. La température du soir est au voisinage de 38°.

A la palpation bimanuelle, on constate, dans la région lombaire gauche, une tuméfaction mal délimitée atteignant l'ombilic, à laquelle la main postérieure imprime des mouvements de ballottement. Cette tumeur est douloureuse à la pression ; la douleur est plus accentuée sur la ligne axillaire.

Néphrotomie par M. Bazy le 12 octobre ; on ouvre d'abord une poche contenant du pus crémeux, jaunâtre et légèrement strié de sang ; on ouvre ensuite d'autres poches que l'on fait communiquer largement entre elles et qui contiennent toutes une grande quantité de pus.

Les suites opératoires sont bonnes, mais il reste une fistule lombaire qui donne de l'urine et du pus en assez grande abondance et qui indiquent une néphrectomie. Auparavant, on s'assure de la perméabilité de l'autre rein par la double épreuve du bleu et de la rosaniline ; ces deux substances sont éliminées normalement.

Néphrectomie le 31 octobre. Le rein enlevé ne présente plus qu'une mince coque d'un millimètre d'épaisseur environ, lisse extérieurement, mais intérieurement légèrement mamelonnée, et avec quelques cloisons très minces dans l'intérieur.

La malade quitte l'hôpital complètement guérie.

Obs. XV. — *Pyonéphrose droite. Epreuve du bleu de méthylène positive. Néphrotomie. Guérison.*

La nommée Maria V..., caissière, âgée de 36 ans, entre le 17 janvier 1899, dans le service du Dr Bazy, à l'hôpital Beaujon, salle Huguier, lit n° 25. Elle a eu 4 enfants et 2 fausses couches, la dernière il y a 1 an. Depuis 7 ans, elle a les urines très troubles, mais depuis 1 an seulement, c'est-à-dire depuis sa dernière fausse couche, les mictions sont douloureuses. Elle a été soignée, il y a 1 an, dans le service du Dr Bazy à l'hôpital Saint-Louis ; on a constaté à cette époque qu'elle avait de la salpingite droite assez accentuée, et un léger empâtement dans le cul-de-sac gauche. Elle revient maintenant parce qu'elle souffre davantage en urinant et que ses mictions deviennent de plus en plus fréquentes. A la palpation bimanuelle du flanc droit, on sent vers le bord externe du muscle droit une masse allongée, régulière, d'une longueur de 7 à 8 centimètres, et douloureuse à la pression. Cette douleur s'irradie vers le pubis et l'épigastre. Cette tumeur descend jusqu'au niveau d'une ligne horizontale passant par l'épine iliaque et remplit tout le flanc jusqu'à la ligne médiane. La main postérieure lui imprime de légers mouvements de ballottement. Au toucher vaginal, la pression est douloureuse au niveau du col de la vessie ; on sent l'uretère droit, à l'union du cul-de-sac postérieur avec le cul-de-sac latéral, sous la forme d'une petite masse bosselée qui se prolonge le long du cul-de-sac latéral droit sous la forme d'un cordon, et dont la pression donne le besoin d'uriner. L'épreuve du bleu de méthylène est positive.

Néphrotomie, le 26 janvier, par M. Bazy ; l'incision du rein permet d'évacuer le contenu d'une poche purulente assez considérable.

Les suites opératoires sont excellentes ; la malade n'a présenté aucune élévation de températur même les jours suivants. Elle est sortie guérie le 18 mars 1899.

Obs. XVI. — *Pyonéphrose droite. Cystite. Urétérite. Réflexe urétéro-vésical. Néphrotomie. Guérison.*

La nommée Colomba M..., femme de chambre, âgée de 31 ans, entre dans le service du Dr Bazy le 14 octobre 1899, salle Huguier, lit n° 13. Dans ses antécédents, elle signale une péritonite il y a 2 ans, un accouchement il y a 7 ans qui l'a retenue au lit pendant longtemps. Actuellement, elle présente deux kystes au niveau des glandes de Bartholin. Elle entre à l'hôpital parce qu'elle a des urines troubles, des envies fréquentes d'uriner depuis une dizaine de jours ; elle a de l'insomnie, de la fièvre, de l'anorexie. Elle rapporte le tout à un effort qu'elle a fait il y a une dizaine de jours : en levant les bras pour atteindre une caisse, dit-elle, elle a senti quelque chose qui se déplaçait dans son côté droit. La palpation de l'abdomen du côté droit fait percevoir une masse arrondie, mobile, bien délimitée, fuyant sous la main lorsqu'on combine la pression manuelle avec l'expiration de la malade.

L'urine contient du pus. A l'examen cystoscopique, la vessie est à peine rouge. Au toucher vaginal, on sent l'uretère droit qui est dur, et dont la pression détermine le besoin d'uriner. Néphrotomie le 24 octobre par M. Bazy. Le rein est incisé et du bassinet il ne sort que du sang, mais de la partie supérieure du rein il sort du pus sanguinolent, on draine et on rétrécit l'orifice par quelques points de suture.

Les suites opératoires sont bonnes ; le 3 novembre on enlève les fils et on fait par le drain une injection de nitrate d'argent à 1/1.000. Le pus a presque totalement disparu, la pollakiurie a cessé. La malade quitte l'hôpital guérie.

Obs. XVII. — *Pyonéphrose droite. Néphrotomie. Urétéro-pyélonéostomie secondaire. Guérison.*

La nommée Marie G..., âgée de 24 ans, entre le 29 mai 1899 dans le service du Dr Bazy, à Beaujon, salle Hugnier, n° 17. Pas d'antécédents notables jusqu'à l'âge de 14 ans. A cette époque, elle a eu des crises gastralgiques qui durèrent pendant 4 ans, et qui furent traitées à Toulouse. Au cours de cette affection, une analyse d'urines révéla la présence d'albumine ; on la mit au régime lacté, qu'elle suivit depuis, mais d'une façon intermittente. Depuis ce moment, elle eut plusieurs fois chaque année des crises douloureuses dans la région lombaire, avec irradiations en ceinture et au creux épigastrique, survenant tantôt à la suite de fatigue, tantôt spontanément. A aucun moment la malade n'a constaté d'œdème des jambes, mais plusieurs fois au réveil une légère bouffissure du visage. L'auscultation du cœur fait entendre un bruit de galop dont on a déjà constaté la présence l'an dernier, à la Charité. Elle ne remarqua pas de modifications notables du côté de ses urines. L'an dernier, au mois de juillet, elle a été prise subitement d'une crise plus violente que les précédentes ; la douleur était extrêmement violente dans la région lombaire droite, s'accompagnant de fièvre, et en même temps apparaissait une tuméfaction dans le flanc droit. Elle entre à l'hôpital de la Charité, elle y reste 12 jours au repos et au régime lacté ; tout rentre dans l'ordre ; elle n'a pas eu à ce moment de crise urinaire. Depuis cette époque, elle n'a pas eu de nouvelle crise jusqu'à la présente. Elle entre dans le service le 29 mai 1899 ; elle se plaint de douleurs lombaires vives avec maximum à droite où elles occupent aussi le flanc et la région épigastrique. Elle a été forcée de prendre le lit dès le début ; elle n'a pas eu de vomissements, pas de constipation, pas de modification du côté des urines, pas d'ictère, pas de décoloration des matières ; pas de dégoût des matières grasses ; elle a eu un accès de fièvre passager le soir de son entrée à l'hôpital. Elle a en même temps de l'amygdalite gauche. La palpation au niveau du foie est extrêmement douloureuse en avant et en arrière ; la région douloureuse dépasse les limites du foie, et atteint l'ombilic. La palpation bimanuelle fait percevoir une tumeur rénitente qui descend un peu plus bas que l'ombilic, se continuant en arrière et débordant un peu à gauche la ligne médiane. L'examen des urines montre qu'elles contiennent du pus. La percussion de la tumeur est douloureuse et mate sur toute son étendue. En regardant l'abdomen à jour frisant, on constate un point saillant de la tumeur situé à quelques centimètres à droite et au-dessus de l'ombilic. Il n'y a pas de changement de coloration de la peau. On ne trouve pas de fluctuation très nette ; cependant, il semble qu'en exerçant une pression en arrière au niveau du rein et en plaçant l'autre main sur le point saillant de la tumeur, on ait une sensation vague de fluctuation. L'examen du cœur et des poumons ne révèle rien de particulier. Le 3 juin, M. Bazy pratique la néphrotomie.

Les suites opératoires sont bonnes quant aux signes généraux, mais il persiste une fistule lombaire qui laisse couler une grande quantité d'urine. On recueille séparément l'urine du rein néphrotomisé; l'épreuve du bleu de méthylène, l'épreuve de la phloridzine, l'analyse des urines, montrent que ce rein est encore utile. En conséquence, M. Bazy décide de faire une urétéro-pyélonéostomie pour rétablir le cours normal de l'urine. L'opération est pratiquée le 13 janvier 1900 ; le rein est décortiqué et on voit que la fistule siège au niveau de l'extrémité inférieure du rein, ce qui peut expliquer sa persistance jusqu'à un certain point. On cherche, en mettant une sonde cannelée dans la fistule, à trouver l'orifice supérieur de l'uretère, on ne peut y parvenir ; on dégage alors l'extrémité supérieure de l'uretère, on l'incise en travers, on cathétérise l'uretère de bas en haut par cet orifice, on y arrive très difficilement, mais on pénètre enfin dans le bassinet et on agrandit cet orifice dans le sens vertical. On suture alors les deux orifices de façon à avoir un abouchement aussi large que possible, puis on met une bougie à demeure dans l'anastomose. Le rein est évidemment diminué de volume; néanmoins, sa forme, son épaisseur, sa consistance sont en rapport avec l'examen clinique.

Les suites opératoires sont bonnes ; la malade quitte le service guérie.

OBS. XVIII. — *Pyonéphrose droite. Réflexes pyélo et urétéro-vésicaux. Épreuve du bleu de méthylène positive. Néphrotomie et néphrectomie secondaire. Guérison.*

La nommée Catherine D..., soignée depuis un mois pour une cystite à l'hôpital Saint-Louis, entre dans le service du Dr Bazy, à Beaujon, salle Huguier, n° 8. Elle a souffert du rein droit, dit-elle, pour la première fois, il y a un an ; elle consulta un médecin qui lui dit qu'elle avait un peu de gravelle et lui fit suivre un traitement ; au bout de 8 jours, les douleurs cessèrent.

Il y a 4 mois, elle s'aperçut qu'elle avait des envies d'uriner fréquentes, douloureuses surtout à la fin de la miction. Néanmoins, elle souffre dans l'intervalle des mictions à l'hypogastre et dans les régions iliaques, tellement qu'à l'heure actuelle le moindre mouvement est douloureux, et que la malade est forcée de rester assise sans bouger si elle ne veut pas souffrir. Les urines sont troubles, contiennent du pus en grumeau : la réaction de Bouchard est positive. La palpation du rein droit est douloureuse ; elle permet de constater une légère augmentation de volume de la glande et un empâtement périphérique, surtout accentué au niveau du hile. La pression du bassinet est douloureuse et provoque l'envie d'uriner. Le toucher vaginal montre que l'utérus est en rétroversion légère, sa mobilisation est douloureuse. La pression au niveau du col de la vessie est également douloureuse. Dans le cul-de-sac latéral droit, on sent nettement l'uretère augmenté de volume, gros environ comme une sonde n° 16 ; sa pression est douloureuse et provoque le besoin d'uriner. A l'examen cystoscopique, on voit les orifices urétéraux exulcérés, surtout à droite, où cet orifice se présente sous forme d'un cratère irrégulier et tomenteux. Le bleu de méthylène donne une réaction positive.

Néphrotomie le 25 juillet, par M. Bazy ; l'incision du rein permet d'évacuer le pus de deux cavités communiquant entre elles ; l'uretère semble s'aboucher dans la poche inférieure, mais on tente en vain de le cathétériser : on se contente de drainer.

Les suites opératoires sont bonnes quant aux symptômes généraux ; mais il persiste une fistule urinaire qui empêche la plaie de se cicatriser, et on décide de faire une néphrectomie. Pendant ce temps, on a soigné la cystite par des instillations au nitrate d'argent et des injections d'huile iodoformée.

Néphrectomie le 10 mars 1900, par MM. Bazy et Deschamps ; l'incision faite sur l'ancienne cicatrice amène très rapidement sur le rein qu'on décortique facilement. On place deux clampts sur le pédicule et on le sectionne ; le rein est enlevé.

La malade guérit de son opération ; elle quitte l'hôpital avec un état général excellent.

Obs. XIX. — *Pyonéphrose double. Elimination du bleu de méthylène anormale. Néphrotomie. Mort.*

Le nommé Emile P..., âgé de 54 ans, comptable, entre le 24 février 1899, dans le service du Dr Bazy, à l'hôpital Beaujon, salle Robert, n° 4 *bis*. Il a eu plusieurs blennorrhagies dans l'adolescence ; à 18 ans, accidents spécifiques (roséole, plaques muqueuses). Il y a une dizaine d'années, il s'est fait soigner pour un rétrécissement de l'urèthre, pour lequel il a subi deux uréthrotomies internes, la dernière il y a un an. Depuis cette dernière opération, ses urines sont sales, il a des accès de fièvre de temps en temps, il souffre dans les reins, et c'est pour ces troubles qu'il entre à l'hôpital. L'urèthre est très rétréci, l'explorateur n° 10 peut seul passer en faisant sentir une série de rugosités. Le rein gauche, douloureux depuis 15 jours, est augmenté de volume, il est rénitent, son extrémité inférieure descend à l'ombilic. Le rein droit est également douloureux et augmenté de volume, mais moins que le gauche. Le 7 mars, épreuve du bleu de méthylène ; l'élimination commence une demi-heure après, tout d'abord en très grande quantité, puis se continue d'une façon intermittente. Le 23 mars, néphrotomie par M. Bazy, qui confirme le diagnostic. Les jours suivants, les urines ne sont pas éliminées en quantité suffisante, malgré les injections de sérum ; le pouls es petit, intermittent, le malade a du hoquet ; il meurt le 28 mars.

Obs. XX. — *Pyonéphrose droite. Épreuve du bleu de méthylène négative. Néphrotomie. Mort.*

Le nommé Hippolyte G..., palefrenier, âgé de 53 ans, entre dans le service du Dr Bazy, le 1er avril 1899, salle Robert, n° 20, pour des douleurs abdominales et un arrêt des garde-robes depuis trois jours, et des gaz depuis deux jours ; il a aussi des vomissements verdâtres. Le pouls est à 100, bien frappé, le facies est relativement bon, la langue sale, la température est à 40°. Le ventre est douloureux et uniformément ballonné ; en l'examinant, on a l'attention attirée par une cicatrice de vésicatoire au niveau de la fosse iliaque droite ; on apprend alors qu'on lui a mis ce vésicatoire il y a une quinzaine de jours parce qu'il avait été pris brusquement de douleurs à ce niveau accompagnées de vomissements et de frissons qui ont persisté depuis. En examinant la fosse iliaque droite, on ne peut constater la présence d'aucune tumeur ; ce n'est qu'en palpant la région lombaire droite qu'on constate de l'augmentation de volume de la région et une résistance plus accusée qu'à gauche. On délimite en outre une zone de matité en arrière occupant la région lombaire et s'étendant à la région antéro-latérale de l'abdomen. Le côté droit est partout sonore, ainsi que le reste du ventre. Les urines sont très colorées, troubles, d'aspect purulent. Le malade n'accuse pas de colique néphrétique nette dans ses antécédents, mais il dit qu'il ressentait déjà depuis longtemps et par intervalles une douleur dans le flanc droit. En présence de cette zone mate du côté du rein droit, de la tuméfaction, du début récent (15 jours) et de la purulence des urines on pense à une collection périnéphrétique ; une ponction faite en arrière au niveau de la matité ramène en effet du pus. On fait donner un lavement électrique pour combattre les phénomènes d'obstruction intestinale, mais sans résultat. Le lendemain 2 avril, M. Bazy pratique la néphrotomie d'urgence ; l'incision lombaire amène sur le rein énormément distendu qu'on incise ; il en sort plus d'un litre de pus ; le doigt introduit dans la poche fait sentir plusieurs autres poches secondaires. On draine et on ferme après avoir tenté un cathétérisme urétéral sans succès.

Le soir de l'opération : 38°,4, injection de sérum.

3 avril. La température du matin est à 37°,8 ; mais le malade se plaint d'une dyspnée intense. Il a uriné abondamment, mais il ne va toujours pas à la garde-robe.

Un peu d'albumine dans les urines.

5 avril. La température se maintient autour de 38°,5. Diarrhée abondante depuis 24 heures ; pouls rapide, dyspnée, facies tiré. Rien à l'auscultation des poumons.

On fait l'épreuve du bleu de méthylène qui est complètement négative, le bleu n'apparaît pas 3 heures et demie après l'injection. Mort à 5 heures du soir.

Autopsie. — A l'ouverture de la cavité abdominale, on constate la présence de fausses membranes sur les anses intestinales. Lintestin est très distendu, surtout le côlon et le cæcum. Le rein droit est uni par des adhérences intimes à la face inférieure du foie et au côlon ascendant ; on a de la difficulté à le détacher de ses organes. L'uretère droit est très augmenté de volume, de la grosseur du pouce environ ; il est également adhérent aux organes voisins. On fait sauter la symphyse pubienne pour avoir la vessie ; on constate la présence d'une collection suppurée périvésicale d'un demi-litre environ. Le rein gauche ne contient pas de pus, mais son aspect macroscopique est celui du gros rein blanc. Le rein droit est transformé en une grande cavité qui contenait le pus évacué par la néphrotomie ; il paraît subsister une petite épaisseur de substance rénale à la partie inférieure du rein, où on retrouve encore les pyramides de Malpighi. La vessie est distendue, remplie d'urine sanieuse ; sa muqueuse présente une couleur pâle, elle paraît altérée.

Obs. XXI. — *Pyonéphrose gauche. Epreuves du bleu de méthylène et de la phloridzine positives. Néphrotomie. Néphrectomie secondaire. Guérison.*

La nommée Berthe T..., couturière, âgée de 33 ans, entre à l'hôpital Beaujon, dans le service du Dr Bazy, salle Huguier, lit n° 4, le 22 février 1900, pour des douleurs siégeant dans l'hypocondre gauche et durant depuis 6 mois environ. Jusqu'à cette époque, elle a été bien portante ; elle ne signale aucune maladie antérieure ; elle a été réglée à 14 ans, toujours régulièrement, elle n'a jamais eu de pertes blanches. Elle a eu un accouchement normal il y a 11 ans. La maladie actuelle remonte à 6 mois : elle a débuté par de petites douleurs sourdes, revenant plusieurs fois chaque jour et augmentant peu à peu d'intensité. Au début, il n'y a pas eu de troubles de la miction, ni de symptômes généraux, les urines étaient restées claires. Ce n'est qu'au bout de 2 mois que les urines deviennent troubles ; les douleurs lombaires deviennent plus intenses, les mictions restent indolores. Au début du mois de février 1900, c'est-à-dire au bout de 5 mois, ces phénomènes se sont aggravés ; les mictions sont devenues douloureuses, surtout à la fin, les urines sont de plus en plus troubles, presque opaques ; pas d'hématuries. La malade est fatiguée, perd l'appétit, elle s'alite ; la langue est sèche, pas de transpiration, elle a de la fièvre. La palpation du rein gauche est douloureuse : on sent dans le flanc gauche une tumeur volumineuse, atteignant le niveau du bord externe du grand droit, descendant à un travers de doigt au-dessus de l'épine iliaque et comblant toute la région lombaire. Cette tumeur est à peine mobilisable par la palpation bimanuelle ; elle est fluctuante et de consistance ferme, douloureuse. Par le toucher vaginal, la pression au niveau du col vésical provoque l'envie d'uriner; on ne sent pas l'uretère. A l'examen cystoscopique, on voit un peu de rougeur dans le bas-fond vésical et surtout au niveau de l'orifice de l'uretère gauche.

Néphrotomie, le 6 mars par MM. Bazy et Deschamps ; le rein très augmenté de volume et bosselé est incisé, il en sort une grande quantité de pus séreux très odorant ; chaque bosselure correspond à une poche ; chaque poche purulente est vidée ; on met une bougie à demeure dans l'orifice supérieur de l'uretère et on draine.

Le lendemain de l'opération, la température monte à 39°,4, puis les jours suivants tombe à 37°. L'état général très amélioré devient très bon dès le 5e jour.

Les urines de la vessie deviennent limpides, mais une fistule lombaire persiste et laisse échapper de l'urine en abondance. On recueille alors l'urine séparément : d'une part celle de la vessie, et d'autre part celle du rein opéré, par une canule introduite dans le trajet fistuleux et reliée à un bocal par un tube en caoutchouc. Trois analyses successives faites les 25, 26 et 27 avril, et comparatives de l'urine du rein opéré et de l'urine de la vessie, montrent : 1° que l'urine de la vessie est normale ; 2° que l'urine du rein opéré est trouble, un peu albumineuse, de faible densité (1.005-1.010), pauvre en urée (4 grammes par litre en moyenne); les chlorures sont également diminués ainsi que les phosphates. L'épreuve de la phloridzine est faite le 9 avril ; la réaction du sucre se fait normalement dans l'urine vésicale; dans l'urine du rein malade, elle est retardée (au bout d'une heure et demie) et à peine sensible ; elle cesse de part et d'autre en même temps, au bout de 3 heures. Épreuve du bleu de méthylène le 11 avril ; la durée de l'élimination et la date d'apparition sont normales pour les urines de la vessie ; dans les urines du rein malade, l'élimination se fait presque complètement sous forme de chromogène et en très petite quantité.

Le 3 mai, on pratique une néphrectomie secondaire. Le rein déjà néphrotomisé est enlevé ; il est d'ailleurs réduit à l'état d'une coque mince ; l'uretère est oblitéré à trois travers de doigt au-dessous du bassinet.

Les suites opératoires sont bonnes ; la température atteint 38°,4 et 38°,6, les 6e et 7e jours ; elle redescend rapidement à 37°. Les urines sont claires, de quantité presque normale (800, 1.000 grammes); l'état général est excellent. Le trajet fistuleux se ferme lentement, il laisse échapper un liquide séro-purulent en petite quantité, sans odeur urineuse. Le 6 juin, la malade quitte l'hôpital en très bon état ; la fistule est presque complètement fermée.

Obs. XXII. — *Pyonéphrose gauche. Épreuves du bleu de méthylène et de la phloridzine positives. Néphrotomie. Néphrectomie secondaire. Guérison*

Le nommé Eugène H..., âgé de 44 ans, entre dans le service du Dr Bazy, à l'hôpital Beaujon, salle Robert, lit n° 2, le 7 juin 1900. Il vient à la consultation depuis 11 mois faire soigner sa vessie ; il a des urines purulentes, sanguinolentes, des mictions douloureuses. Il est hospitalisé parce que depuis quelque temps il souffre dans la région rénale gauche et que l'on a constaté que son rein était gros et douloureux. Il a eu une blennorrhagie à 18 ans qui a duré deux mois ; à 22 ans, chancres mous. Il a été pris brusquement de difficulté dans la miction et de pyurie il y a un an ; cette cystite a eu un début brusque et spontané ; l'urètre est libre, la prostate n'est pas grosse. Avec les douleurs de reins, il a eu de l'amaigrissement, de l'anorexie et, de temps en temps, quelques ascensions thermiques. A la palpation, on sent le rein gauche augmenté de volume et douloureux. On pratique la néphrotomie qui fait évacuer une grosse poche purulente intrarénale. L'état général est bon à la suite de cette opération, mais il persiste une fistule. On pratique alors la néphrectomie après avoir constaté que le bleu et la phloridzine étaient éliminés normalement ; le malade quitte le service guéri.

Obs. XXIII. — *Pyonéphrose. Épreuve du bleu de méthylène positive. Néphrectomie. Guérison.*

La nommée Anna T..., ménagère, âgée de 30 ans, entre à l'hôpital Beaujon, dans le service du Dr Bazy, salle Huguier, lit n° 4, le 13 novembre 1900. Elle ne présente rien de spécial dans ses antécédents. Le début de sa maladie actuelle remonte à 4 ans ; elle a été prise brusquement à cette époque d'une vive douleur dans la région lombaire droite, accompagnée de vomissements ; elle a gardé le lit pendant 2 mois. Depuis, elle a souffert par intervalles, par crises qui ont duré de 8 à 15 jours, jamais on ne constata de tumeur abdominale, ni rien d'anormal dans la miction. Il y a 4 semaines, elle a été prise de nouveau de douleurs dans la région lombaire droite et de vomissements ; ces douleurs n'ont guère cessé depuis. La malade ne peut conserver aucun aliment ; ses urines sont troubles ; elle n'a pas de fièvre. A l'examen de la région rénale droite, on constate la présence d'une tumeur fluctuante, qui ballotte par la palpation bimanuelle, régulière de consistance et de forme, mobile avec les mouvements de la respiration. Cette tumeur a la forme du rein ; elle est douloureuse à la pression. Quand on palpe la région lombaire gauche, on sent l'extrémité inférieure du rein. L'épreuve du bleu de méthylène est positive : le bleu est éliminé dans les délais normaux et en quantité normale. Opération le 29 novembre 1900, par MM. Bazy et Géraud. Le rein est très gros et bosselé ; ces bosselures sont molles et dépressibles ; la substance rénale étant très réduite, on décide de faire la néphrectomie. Les suites opératoires sont bonnes ; la malade quitte l'hôpital guérie.

Obs. XXIV. — *Pyélo-néphrite gauche avec abcès périnéphrétique. Epreuve du bleu de méthylène négative. Néphrectomie. Mort.*

La nommée Anne M..., âgée de 39 ans, entre dans le service du Dr Bazy, salle Huguier, le 27 décembre 1900. Depuis le mois d'octobre dernier, elle éprouve de la douleur en urinant, pendant toute la durée de la miction, sans qu'elle soit plus accentuée au commencement ou à la fin. Puis, peu à peu, elle a commencé à souffrir d'une façon continue dans la fosse iliaque gauche ; en même temps, les urines qui étaient claires au début sont devenues troubles, et on y a trouvé du pus. On lui ordonna le régime lacté et les grands bains, mais ce traitement n'amenant pas d'amélioration, son médecin l'envoie à l'hôpital. Actuellement, elle se plaint d'une douleur intermittente dans la région rénale gauche, survenant surtout quand elle est couchée de ce côté. Cette douleur s'irradie dans la fosse iliaque, dans l'aine et dans la cuisse ; il n'y a pas de sensations douloureuses du côté de la vessie. La malade a eu ces temps derniers des crises fébriles avec frissons et sueurs abondantes. La fièvre est continue et est à cheval sur 38°. Les urines contiennent du pus en grande quantité. A l'examen de la région lombaire, il n'y a pas de changement de coloration du côté de la peau, ni changement de consistance, ni œdème. Par la palpation bimanuelle du flanc, on sent, malgré la grande épaisseur de la paroi, une masse très nette qui descend à peu près au niveau de l'ombilic. En pressant sur la région urétérale gauche, on provoque une douleur et une envie d'uriner. Aucun phénomène réactionnel quand on comprime la région du col vésical, ou la région urétérale droite. Au toucher vaginal, l'uretère est douloureux, empâté, et sa pression provoque l'envie d'uriner. L'épreuve du bleu de méthylène indique un fonctionnement anormal de l'appareil rénal. Le bleu ne passe pas dans les délais normaux ; il ne fait son apparition que 4 heures et demie après l'injection et pendant quelques heures ; l'élimination s'arrête pendant 48 heures et reprend ensuite pour durer encore jusqu'au sixième jour après l'injection. Le chromogène ne passe qu'au bout d'une heure. Donc, en résumé, on se trouve en présence d'une élimination retardée, prolongée et intermittente. Malgré cette mauvaise élimination, l'état général de la malade s'aggravant de jour en jour, l'intervention devient urgente.

Opération le 5 janvier 1901. Néphrectomie du rein gauche. Incision de l'angle costo-iliaque, dirigée obliquement vers l'épine iliaque, sur une longueur de 8 centimètres. On ouvre alors un abcès périnéphrétique d'où sort du pus verdâtre assez épais ; celui-ci évacué, on cherche le rein, ans le trouver tout d'abord ; on est même trompé par un infundibulums qui descend vers le petit bassin et qu'on prendrait volontiers pour le bassinet et l'orifice supérieur de l'uretère disposé en entonnoir ; mais, dans le fond de la plaie, des fibres dissociées du psoas expliquent les douleurs de la cuisse et montrent que le rein doit être situé en avant. On le cherche alors dans un épaississement fibreux que l'on sent par la palpation bimanuelle, à la partie antéro-supérieure de la grande cavité. On fait alors une incision sur ce tissu fibreux et on aperçoit le rein, se laissant décortiquer, ayant un aspect jaunâtre, d'une consistance molle par places, indiquant qu'il est très altéré ; aussi décide-t-on de l'enlever. Pour cela, on achève la décortication, on ouvre la loge purulente, et on peut arriver, malgré l'épaississement inflammatoire qui diminue l'extensibilité des tissus, à amener le rein au niveau de la plaie. Le pédicule est très épais, et l'épaississement est dû, d'une part, à l'épaisseur des parois du bassinet, et, d'autre part, à des indurations inflammatoires voisines. On lie le pédicule et l'uretère et on referme la paroi en laissant deux drains.

Le rein enlevé est diminué de volume, inégal et présente des bosselures correspondant aux calices dilatés. Son aspect est jaunâtre, il est de consistance moins ferme qu'à l'état normal et présente à sa partie inférieure deux saillies en chou-fleur, paraissant comme des bourgeonnements du rein, et par lesquelles le pus a passé du rein dans la loge périnéphrétique, car on voit à leur niveau deux orifices laissant échapper du pus. La muqueuse du bassinet est rouge, épaissie, tomenteuse. La substance corticale est très pâle, à peine rosée et mesure à peine un demi-centimètre d'épaisseur ; la substance médullaire est jaune, les pyramides sont écornées fortement.

Le lendemain de l'opération, la malade est très abattue, les urines rares ; les jours suivants, elles deviennent de plus en plus rares, malgré des injections massives et répétées de sérum.

Le pouls monte entre 130 et 140° ; la température atteint 40° et la malade meurt le troisième jour après l'intervention.

Obs. XXV. — *Tuberculose vésicale et rénale. Épreuve du bleu de méthylène négative. Mort.*

Le nommé Louis D..., journalier, âgé de 45 ans, entre à l'hôpital Beaujon, salle Robert, n° 7, dans le service du Dr Bazy, le 29 janvier 1901, pour des symptômes de cystite. Il y a 17 ans, le malade a été opéré par le Dr Péan, pour une adénite tuberculeuse inguinale dont on voit encore la cicatrice. Il est en outre porteur d'une hernie inguinale gauche. Depuis 6 mois, il a des envies fréquentes d'uriner, toutes les heures dans la journée, sept ou huit fois dans la nuit au début. Puis la fréquence des mictions a augmenté et le malade pisse à peu près tous les quarts d'heure. Les urines sont troubles dans les trois verres. En outre, il se plaint de brûlure pendant toute la durée de la miction. Depuis au moins 12 ans, il pissait toutes les 2 ou 3 heures, et deux ou trois fois la nuit. Il n'a jamais pissé de sang, ses urines sont troubles et déposent depuis de longues années; il a eu quelquefois, dit-il, l'urine filante comme de l'huile. A la palpation du rein gauche, on détermine une douleur très vive en arrière, au niveau du triangle de J.-L. Petit.

La palpation du rein droit est indolente. La palpation est difficile à cause de la paroi abdominale; il semble cependant qu'il y ait une augmentation de volume du rein gauche. La prostate est très dure, ligneuse, mais régulière, en cœur de carte à jouer; la pression n'est pas douloureuse. La palpation de tout le bas-fond vésical est douloureuse, surtout au niveau de la corne gauche; la pression en cet endroit fait naître une douleur irradiée dans toute la vessie. A l'auscultation des poumons, on trouve des signes de tuberculose aux deux sommets. Le 2 février, on fait l'épreuve du bleu de méthylène qui donne un résultat négatif : le bleu n'apparaît dans l'urine que 2 heures et demie après l'injection, le chromogène n'apparaît pas non plus avant ce délai. Ce retard énorme fait rejeter toute intervention. Le malade meurt le 20 mars; l'autopsie montre les lésions suivantes : poumons farcis de tuberculose; pas de cavernes. La face extérieure de la vessie est très congestionnée; la vessie ouverte, on voit que le trigone et le bas-fond sont couverts d'ulcérations dont quelques-unes sont ombiliquées, et qui sont de moins en moins confluentes à mesure qu'on se rapproche des faces latérales. Il n'y a rien sur la face supérieure. Au niveau du col, les lésions sont tout à fait circulaires. L'urètre prostatique est tapissé de fausses membranes blanchâtres qui présentent des ulcérations. A la coupe, la prostate est absolument caséeuse et donne l'aspect d'un morceau de fromage. Dans la vessie, à côté d'ulcérations, on trouve de véritables végétations qui semblent être poussées au milieu des surfaces ulcérées.

L'uretère gauche a le volume du petit doigt; il est dur, comme injecté. Il est entouré du côté de la vessie d'une gangue indurée, qui explique qu'on ne l'ait pas senti par le toucher rectal. Sa coupe est blanche, caséeuse, et c'est à peine si on peut y distinguer sa lumière.

Le rein gauche mesure 15 centimètres de long, 7 à 8 de large, et presque autant d'épaisseur. Son aspect est marbré, rouge vermillon et blanc jaunâtre. Il est assez lisse à la surface, et la capsule se détache facilement. Sa consistance est ferme. La coupe reproduit le même aspect qu'on voit à la surface, mais beaucoup moins rouge, et on remarque de grandes plaques caséifiées partant du sommet des calices et se dirigeant vers la périphérie. Les calices sont limités par une sorte de membrane blanchâtre qui a en certains points près d'un demi-centimètre d'épaisseur. Leur surface interne est tomenteuse, irrégulière, grenue, et ils sont remplis par un liquide caséeux et rougeâtre. On voit deux masses principales : l'une à la partie inférieure du rein, l'autre à la partie supérieure ; elles mesurent l'une et l'autre 5 centimètres de long. Entre ces deux masses, on voit d'une part un semis de points caséeux assez confluents, et en d'autres points de petits tubercules caséeux isolés.

Le rein droit est très rouge et congestionné. A sa surface, on voit par places des points jaunâtres, qu'on retrouve à la coupe. A la coupe, ce rein apparaît très congestionné, surtout au niveau de la zone médullaire. La zone corticale est amincie, elle a à peine un demi-centimètre d'épaisseur. L'uretère est légèrement dilaté, mais non épaissi.

Obs. XXVI. — *Cystite. Pyonéphrose gauche. Réflexe urétéro-vésical. Élimination anormale du bleu de méthylène. Néphrotomie. Suites opératoires précaires.*

La nommée Marie J..., employée de commerce, âgée de 20 ans, entre dans le service du Dr Bazy, le 6 juillet 1901, salle Huguier, lit n° 17, pour des accidents infectieux d'origine urinaire. Elle ne présente aucun antécédent intéressant datant de l'enfance ; elle a eu il y a 16 mois un accouchement normal ; puis, 11 jours après cet accouchement, des abcès aux deux seins, guéris après incisions. Il y a 4 mois, elle commence à avoir des pertes blanches très abondantes, qui deviennent bientôt verdâtres et tachant le linge ; en même temps, les mictions deviennent douloureuses surtout à la fin ; les urines étaient troubles et contenaient de l'albumine ; elles ont présenté à plusieurs reprises quelques filets de sang à la fin de la miction. Depuis deux mois, les mictions deviennent de plus en plus fréquentes, tellement que la malade présente une véritable incontinence d'urine qui nécessite le port d'un appareil.

On constate en outre des symptômes généraux très nets : de l'amaigrissement, de temps en temps des frissons s'accompagnant d'une légère élévation de température ; l'appétit est néanmoins conservé. A la palpation, on constate que le rein gauche est modérément augmenté de volume, on le sent descendre entre les doigts ; il est douloureux. Au toucher vaginal, on sent l'uretère gauche augmenté de volume, de la grosseur d'un porte-plume environ, avec un peu d'empâtement autour, il est douloureux, et sa pression provoque le besoin d'uriner. La pression dans le cul-de-sac antérieur, au niveau du col de la vessie, est également douloureux ; mais la douleur est moins marquée qu'au niveau de l'uretère gauche.

Le 8 juillet, épreuve du bleu de méthylène : le bleu ne commence à être éliminé qu'au bout de 2 heures.

Le 10 juillet, néphrotomie par MM. Bazy et Berthier ; on incise deux cavités au niveau de l'extrémité inférieure du rein, sans pouvoir trouver leur communication avec le bassinet ; il en sort du pus blanchâtre. L'extrémité supérieure du rein qui paraît saine n'est pas incisée ; on draine et on fait les sutures à la façon habituelle. La malade est fortement choquée par l'opération ; elle continue à avoir de la fièvre, sa fistule ne se ferme pas, elle maigrit d'une façon considérable et quitte l'hôpital découragée au bout de deux mois, dans un état cachectique avancé. Les suites pénibles de l'opération sont justifiées par le retard de l'élimination du bleu.

Obs. XXVII. — *Cancer du rein gauche. Néphrectomie. Mort. Élimination du bleu de méthylène anormale.*

Le nommé Colombier. Baptiste, âgé de 31 ans, entre le 18 juin 1901, dans le service du Dr Hartmann, à Lariboisière, pour des hématuries. Ces hématuries ont commencé à l'âge de 19 ans, sans cause appréciable, et sans aucun autre symptôme : l'urine était fortement teintée en rouge ; il n'y eut qu'une seule miction sanglante. A 22 ans, nouvelle miction sanglante, unique, le sang rendu était pur, sans caillots, dit le malade. Aucun phénomène concomitant. A 27 ans, nouvelle crise d'hématurie, durant 6 jours, procédant par série ininterrompue; le malade n'eut aucune miction claire pendant ce temps. Ces hématuries cessent encore d'elles-mêmes et ne s'accompagnent d'aucune douleur, ni d'aucun signe fonctionnel. A 28 ans, c'est-à-dire il y a 3 ans, brusquement un matin, après une selle et une miction dont il n'a pas observé les caractères, il ressent une douleur extrêmement vive dans l'hypocondre et la région lombaire gauche ; cette douleur consiste dans une sensation d'arrachement, elle dure 4 à 5 jours, et cède brusquement, après une miction qui a évacué quelques graviers de la grosseur d'un grain de millet et une petite quantité de sable. Dès le premier jour de la douleur, l'urine a été sanglante, d'une façon continue ; l'hématurie a cessé après la douleur, trois ou quatre mictions après. environ. Depuis cette époque, le malade a eu fréquemment de nouvelles hématuries avec des caillots, une hématurie par mois en moyenne ; elles surviennent sans cause apparente. Depuis le mois de novembre 1900, les hématuries se sont rapprochées et, depuis 2 mois, le malade urine du sang tous les jours. L'hématurie est totale : elle est le seul signe fonctionnel observé. Entre les mictions sanglantes, il y a quelquefois une émission d'urines claires. L'urine sanglante varie du rouge vif à la teinte noire. Pas de douleur, ni d'amaigrissement, aucun signe général. Rien de particulier dans ses antécédents personnels et héréditaires ; pas de syphilis, pas de paludisme ; il a un enfant atteint d'hémiplégie, il a eu un enfant mort-né à terme sans ulcération apparente. Son père est mort à 69 ans, de maladie inconnue ; sa mère est bien portante. Il a eu deux sœurs mortes en bas âge ; il a un frère qui est bien portant. A l'examen, on constate que l'urètre est libre ; la vessie admet facilement 300 grammes, l'eau du dernier lavage ressort claire. Le rein gauche est augmenté de volume, il descend à une distance égale du rebord costal et de l'ombilic ; la tumeur est mate à la percussion et par le palper bimanuel elle ballotte nettement.

Examen des urines le 4 juillet :

Volume	650 grammes
Réaction	acide
Δ	— 2°,18
Albumine.	1 gramme environ p. 100
Sucre	néant
Urée.	21gr,437
Chlorures.	17gr,9

Épreuve du bleu de méthylène le 30 juin, sans cathétérisme des uretères

Le chromogène passe au bout d'une heure, le bleu au bout d'une heure et demie ; mais l'élimination subit une pause pendant la 4e et la 5e heure. Il y a donc un léger retard à l'élimination et intermittence. Malgré ces caractères de l'élimination, l'abondance des hématuries constituant une indication urgente, le Dr Hartmann pratique la néphrectomie du rein gauche par la voie abdominale, le 9 juillet. Le malade meurt le 11 juillet.

L'examen histologique du foie et du rein droit, fait par notre collègue Lecène, explique la mort du malade, et concorde avec les indications données par l'épreuve du bleu. Voici la note qu'il a bien voulu nous remettre à la suite de cet examen :

« Des coupes pratiquées dans le foie et le rein droit, sur des fragments fixés au formol et à l'acide osmique, montrent : 1° que le foie, peu altéré dans son architecture lobulaire, est au contraire fort malade par ses cellules. En effet, la disposition générale du lobule hépatique est conservée ; on note simplement un peu d'inflammation embryonnaire dans certains espaces-portes ; par contre, les cellules hépatiques sont fort malades, et sur les coupes traitées par l'acide osmique, des lobules entiers sont en dégénérescence graisseuse, au point qu'on ne peut y trouver une seule cellule normale ; 2° que le rein présente de même des lésions histologiques fort graves dans sa substance corticale. La substance médullaire, et d'une façon générale le système excréteur est sain ; au contraire, le système sécréteur (glomérules, tubes contournés, branches ascendantes de Henle) montre des lésions intéressantes des épithéliums : noyaux impossibles à colorer, nécrose de coagulation du protoplasma, et sur les pièces traitées par l'acide osmique, dégénérescence granulo-graisseuse des mêmes épithéliums. Le tissu conjonctif et les vaisseaux du rein sont normaux. »

Obs. XXVIII. — *Tumeur cancéreuse du rein volumineuse. Épreuve du bleu de méthylène positive. Néphrectomie. Guérison.*

Le nommé Étienne G..., âgé de 32 ans, employé de commerce, entre le 28 octobre, dans le service du Dr Peyrot, à Lariboisière, salle Nélaton, n° 33, pour des hématuries. Ce malade a eu une blennorrhagie à 18 ans, et une seconde à 19 ans. A la suite de ces affections, il urinait souvent, et il dit que son jet présentait des alternatives de force et de lenteur sans toutefois s'interrompre complètement ; il ne présente d'ailleurs pas de rétrécissement urétral. Il n'a jamais eu aucune autre maladie ; c'est en janvier 1897 qu'il s'aperçoit pour la première fois qu'il urine du sang ; il ne remarque rien tout d'abord du côté du ventre ; les mictions sanglantes n'ont rien de fixe dans leur apparition ni dans leur durée, elles surviennent spontanément, sans cause apparente ; les hématuries sont totales. Au mois de mai 1897, le malade s'aperçoit qu'il a de la peine à boutonner ses habits ; le ventre augmente dès lors progressivement sans provoquer aucune douleur. Trois ans se passent ainsi sans aucun phénomène fonctionnel ou général, en dehors des hématuries. La quantité d'urine a toujours été au moins normale, avec tendance à l'augmentation. En 1900, il ressent une bosselure nette, indolore, dans la région droite de l'abdomen, qui se déplace assez facilement vers la ligne médiane ; cette tumeur subit dès lors des alternatives d'augmentation et de diminution, tout en progressant d'une façon générale. Il accusait des différences de tour de taille de 5, 6 et 7 centimètres, dans une période de 15 jours ; le maximum atteint a été constaté il y a 6 mois environ, il avait alors 101 centimètres de tour, alors qu'avant la maladie il avait 75 centimètres. Depuis, le volume a un peu diminué, et il a maintenant 93 centimètres. Varicocèle gauche depuis l'âge de 17 ans.

Varicocèle droit depuis 2 ou 3 ans. Le malade a beaucoup maigri, et, depuis 3 mois, son appétit a un peu diminué. Il a eu quelques vomissements bilieux qui n'ont guère eu d'influence sur son état général ; le teint est resté rosé, pas d'aspect cachectique. A l'inspection, on constate que l'abdomen est considérablement augmenté de volume : il donne l'aspect d'un ventre de parturiente à la fin de la grossesse ; la tumeur s'élève jusqu'au rebord costal. Il n'y a pas de vergetures, mais quelques veines sous-cutanées sont dilatées. Le rebord costal est soulevé au niveau des hypocondres ; l'ombilic est complètement déplissé ; l'échancrure costo-iliaque est comblée et la région présente une convexité externe. A la palpation, on sent une tumeur dure, assez régulièrement ronde, sauf en haut où elle présente un sillon large qui transforme sa partie supérieure en deux bosselures en forme de dômes. Cette tumeur semble fluctuante, ou plutôt rénitente ; dans certains endroits, cette sensation est moins nette et ces zones semblent dures et solides. A gauche, la tumeur ne dépasse guère la ligne mamelonnaire et respecte l'hypocondre et le flanc gauches. En bas, elle s'arrête à 4 travers de doigt au-dessus du pubis. A droite, elle remplit exactement la moitié correspondante de l'abdomen, et le flanc est très saillant en dehors. En haut, elle s'arrête à gauche au rebord costal, où la main peut s'interposer ; mais, à droite, elle se cache sous ce rebord et remonte sous le diaphragme dans une étendue difficile à préciser. La matité se continue à ce niveau avec celle du foie ;

elle remonte jusqu'au premier espace intercostal, pour descendre en bas sur toute l'étendue de la tumeur ; en arrière, la région lombaire est mate à droite. *Mensuration.* — Dans le sens vertical, la mensuration de la tumeur, aux deux extrémités de ce diamètre, donne 27 centimètres ; dans le sens transversal, au niveau de l'ombilic, 34 centimètres. Le tour du ventre au niveau du maximum de la tumeur donne 94 centimètres. La tumeur est refoulée en bas par les grandes inspirations, mais on ne peut lui imprimer de la mobilité que dans le sens transversal. Aux membres inférieurs, pas d'œdème, mais les veines superficielles sont saillantes à droite. Les urines sont franchement rouges, de quantité normale ; on n'y remarque pas de caillots. Pas d'antécédents héréditaires néoplasiques ; un frère et une sœur décédés de tuberculose pulmonaire.

Epreuve du bleu de méthylène :
Injection à midi, le 29 octobre 1901.

le 29 octobre à midi 1/2........	Bleu. Légère teinte à peine sensible. Chromogène abondant.
— 1 heure........	Pas d'urine.
— 1 h. 1/2........	Id.
— 2 h.	Proportions croissantes de bleu.
— 3 h.	
— 4 h.	
— 5 h.	
— 6 h.	Augmentation du bleu plus notable.
— 7 h.	
le 30 octobre à 6 h. du matin..	Quantité maxima du bleu.
— 9 h. — ..	Commencement de la décroissance.
— 11 h. — ..	Diminution progressive.
— 1 h. du soir....	
— 3 h. — ..	
— 4 h. — ..	Diminution plus accentuée.
— 5 h. — ..	
le 31 octobre à 6 h. du matin..	Bleu disparu, chromogène subsiste,
— 9 h. — ..	Le chromogène subsiste encore un peu.

Néphrectomie le 31 octobre 1901, par M. Peyrot. Incision, sur la ligne médiane de l'abdomen, de l'appendice xyphoïde jusqu'à 3 centimètres du pubis ; puis on fait une seconde incision transversale partant de la première à cinq travers de doigt au-dessus de l'ombilic et d'une longueur de 12 centimètres, comprenant toute la largeur du muscle grand droit qui est sectionné en entier. L'énorme tumeur apparaît revêtue du péritoine et d'un réseau abondant de veines dilatées. On incise le péritoine prérénal sur une longueur de 15 centimètres et on le décolle de la tumeur. Mais celle-ci a par places perforé la capsule rénale et, dans le travail de décollement, la tumeur se fait jour : c'est une bouillie grumeleuse, blanchâtre, qui bientôt inonde le champ opératoire. La cavité abdominale étant bien protégée, on continue à isoler la tumeur ; on y arrive au bout d'un assez long temps d'efforts. Le pédicule rénal est trouvé mince, sans propagation de la tumeur, il est saisi dans un clampt et sectionné ; on le lie au catgut. En haut, la poche se prolonge sous le diaphragme très haut dans le thorax ; là, des fragments de la tumeur, qui appartiennent peut-être à la capsule surrénale adhèrent au diaphragme, et ne peuvent être décollés qu'avec les ongles. L'orifice péritonéal par lequel la tumeur a été extraite est diminué par une série de points au catgut placés en bourse. Préalablement, on avait fait une contre-ouverture lombaire par laquelle deux gros drains sont introduits dans la cavité.

La paroi est fermée par des surjets au catgut sur le péritoine et les muscles, crins de Florence sur la peau. L'orifice rétréci du péritoine prérénal est fixé par des points au catgut à l'incision transversale ; la cavité est ainsi marsupialisée. Le malade est peu choqué par son opération ; néanmoins, on lui injecte 1.000 grammes de sérum artificiel les deux premiers jours ; son pouls est normal et il ne paraît pas abattu, il ne présente les jours suivants qu'une légère élévation de température (température à cheval sur 38°), qui ne porte aucune atteinte à un état général très satisfaisant. La quantité d'urine est normale au bout du deuxième jour ; l'urine reste un peu trouble pendant une huitaine de jours et s'éclaircit définitivement.

Le malade quitte l'hôpital le 1er décembre, un mois après son opération en parfait état ; il ne lui reste qu'une petite fistule insignifiante.

Examen histologique de la tumeur (par M. Lecène). — Des morceaux de la tumeur ont été pris : 1° dans son centre ; 2° immédiatement au-dessous de la capsule fibreuse qui enveloppait le néoplasme. A un faible grossissement, la tumeur apparaît découpée en îlots irréguliers par des travées de tissu conjonctif dense, peu vasculaire. On remarque que très souvent le centre de ces îlots est formé d'une masse homogène, prenant mal les colorants, constituée évidemment par des parties de la tumeur en voie de nécrose. Le reste des îlots néoplasiques est formé de boyaux épithéliaux ramifiés en tous sens et toujours creusés en leur centre d'une lumière renfermant des détritus cellulaires. A un fort grossissement on voit que ces boyaux épithéliaux reproduisent vaguement l'aspect des tubes de la substance corticale du rein ; mais ils s'en distinguent par l'abondance des cellules épithéliales qui parfois sont entassées en cinq ou six assises superposées. Le tissu conjonctif qui sépare les uns des autres ces boyaux épithéliaux, souvent tortueux et ramifiés, est grêle, formé surtout de fibrilles avec peu de cellules fixes, parcouru de capillaires peu abondants. Les cellules épithéliales qui tapissent les tubes sont pour la plupart cylindriques ou cubiques ; leur protoplasma est clair, sans granulations graisseuses, et leurs noyaux sont nettement visibles. La lumière des tubes est par places encombrée de cellules desquamées, à protoplasma infiltré de granulations graisseuses ; souvent aussi des globules rouges s'y rencontrent, mêlés aux débris cellulaires. Dans les parties nécrosées, les cellules épithéliales ont perdu leurs noyaux, et leur protoplasma vitreux se colore mal ou d'une façon diffuse par les colorants de fond. En ces points on voit çà et là des hémorrhagies interstitielles. Sous la capsule fibreuse, formée de tissu conjonctif dense qui entourait la tumeur, on rencontre des tubes dont l'aspect est tout à fait celui des *tubuli contorti ;* en un point même, on voit un glomérule de Malpighi atrophié. Ces parties sous-capsulaires de la tumeur représentent évidemment ce qui reste du parenchyme rénal atrophié, refoulé et envahi par la mortification épithéliale. De l'ensemble de cet examen histologique, nous croyons pouvoir conclure qu'il s'agit d'un épithélioma rénal du type tubulaire, caractérisé par la disposition des tubes épithéliaux néoformés et par le caractère des cellules épithéliales. Les îlots de nécrose et les hémorrhagies interstitielles fréquents dans cette tumeur, comme d'ailleurs dans la plupart des cancers du rein, contribuaient à donner au néoplasme l'aspect de mastic qui avait frappé au cours de l'intervention. Dans ce cas, les lésions néoplasiques étaient si diffuses et si avancées qu'il nous paraît difficile de conclure au sujet de l'origine de cette tumeur ; néanmoins, nous croyons que le néoplasme a dû débuter dans le parenchyme rénal même, probablement dans l'écorce.

Obs. XXIX. — *Calcul du rein chez un neurasthénique. Néphro-lithotomie. Guérison.* (In thèse Estrabaut. Obs. LXXVII).

M. Cof..., 32 ans, courtier d'assurances, se présente à la consultation de l'hôpital Beaujon, le 11 mars 1899, parce qu'il éprouve depuis 6 ans des douleurs dans le rein gauche. Il a été pris, à cette époque, de douleurs brusques au niveau du rein gauche, avec irradiations dans la région ombilicale et la partie interne de la cuisse. Cette crise douloureuse n'aurait pas été accompagnée de rétraction du testicule, ni suivie de besoin d'uriner, ni d'hématurie. Depuis lors, les urines seraient boueuses ; mais il n'a pas de pollakiurie, ne se lève pas la nuit pour uriner, et n'urine que toutes les cinq à six heures le jour. De temps à autre, il est pris de douleurs dans la région du rein, toujours localisées à gauche. Mais ces douleurs ne sont pas provoquées par les cahots de la voiture ou les mouvements, et ne cessent pas spontanément par le repos. Elles sont intermittentes. Il se trouve bien un jour, mal un autre jour, de sorte qu'en somme tout travail continu lui est rendu impossible. Il raconte que, pendant la durée des crises douloureuses, il a eu des éructations gazeuses et que les douleurs seraient soulagées par les vomissements, si bien qu'il essaie de les provoquer.

Il est affecté d'une constipation opiniâtre et présente des signes névropathiques. Absence du réflexe pharyngien, du réflexe cornéen, zones d'anesthésie cutanée (face antéro-externe de la cuisse) ; les réflexes rotuliens sont conservés. A l'examen de la région rénale, on détermine une légère douleur au niveau de l'angle costo-musculaire, mais la palpation profonde reste négative. On considère le malade comme un névropathe. atteint de néphralgie. On le soumet aux rayons X, 12 mars : première séance. Le 13 mars, deuxième séance, la douleur du rein a persisté. Le 14, troisième séance, les douleurs du rein ont disparu, mais le malade fait remarquer qu'il a des périodes de cinq à six jours pendant lesquelles il ne ressent aucune douleur et d'autres périodes de souffrances. A l'heure actuelle, il est dans ses bons jours, comme il dit. Le 17, la période de bien-être continue, on fait une cinquième séance de rayons X. Le 20, il a été repris dans la nuit de douleurs très fortes, localisées au rein gauche, et qui ont duré jusqu'à la première moitié de la nuit suivante. Il attribue la fin de cette crise aux vomissements qu'il a provoqués volontairement. Le 21, il se trouve bien, le sommeil a réapparu, séance de rayons X de cinq minutes. Le 23, jusqu'à ce jour, il se trouvait très bien, mais la douleur a réapparu. On fait une séance. Le 28, il continue à avoir des périodes de bien-être et de douleurs ; somme toute, les rayons X n'ont pas amené d'amélioration, il n'y a rien de changé dans l'état antérieur.

On envoie le malade à la Salpêtrière, où M. le Dr Gasne, chef de clinique, le renvoie avec ces mots : « M. C... ne présente aucun symptôme de maladie nerveuse, et il faut chercher ailleurs que dans la névropathie la cause des douleurs dont il se plaint. » Dans l'intervalle, M. le Dr Boursier, de Contrexéville, qui avait assisté à l'interrogatoire du malade, avait pris son nom et recherché dans ses notes. Il retrouva qu'il l'avait soigné en 1892, à Contrexéville, pour des coliques néphrétiques, avec des irradiations crurales, et il avait constaté au microscope des globules de sang dans son urine. Il avait donc eu une hématurie légère, il est vrai, mais réelle. On décide le malade à entrer à l'hôpital. Les urines examinées renferment un peu d'albumine, de l'acide urique et oxalique. On examine à nouveau la région rénale ; on ne constate pas d'augmentation du volume du rein. M. Bazy s'arrête au diagnostic d'un calcul rénal, datant peut-être de l'enfance, et se propose de faire la néphrotomie. L'opération est en effet pratiquée le 20 avril. Après incision de la paroi lombaire, on aperçoit, venant faire issue, un organe qui est reconnu, après incision de ce qui était le péritoine, être la rate, mais qui est adhérente de toutes parts, adhérences qu'on détruit.

Après avoir fermé le péritoine par quelques points de catgut, on explor le rein et l'on sent effectivement un calcul au niveau du bassinet. La néphro-lithotomie est pratiquée et on extrait un calcul du volume d'une noisette mûriforme, avec des reflets brillants, qui est formé d'oxalate. Les suites opératoires sont excellentes, et le malade guérit.

Obs. XXX. — *Calcul rénal. Diagnostic fait par les antécédents et la radiographie. Néphrotomie. Guérison.*

Le nommé Augustin M..., âgé de 26 ans, entre à l'hôpital Lariboisière, dans le service du Dr Peyrot, salle Nélaton, n° 5, le 9 septembre 1901, pour des douleurs dans la région lombaire gauche. Il ne présente aucun antécédent héréditaire ou personnel intéressant, en dehors des commémoratifs relatifs à son affection. C'est à 9 ans qu'il eut une première crise, ressemblant, d'après ce qu'il raconte, à une colique néphrétique, consistant en vomissements, douleurs violentes dans la région rénale gauche s'irradiant vers la verge et le testicule en suivant le trajet de l'uretère; arrêt de la miction. Cette première crise dura une demi-heure, puis il put uriner; la douleur céda, et, après une période de lassitude qui dura deux jours, tout disparut. Mais deux mois après, il eut de nouveau une crise semblable à la première, et, depuis cette époque, ces crises se renouvellent à peu près tous les deux mois. Depuis quelques années, les crises deviennent de plus en plus rapprochées, et actuellement les douleurs quoique peu vives sont devenues presque continuelles. Les cahots augmentent cette douleur et provoquent les crises. Il a eu une seule fois une hématurie, il y a 3 ans, qui a duré 4 jours et qui est survenue 3 jours après une longue course à bicyclette qui avait provoqué une violente crise douloureuse : à la suite de cette hématurie abondante, les urines sont restées sanguinolentes pendant une quinzaine de jours. Actuellement, le malade se plaint d'une douleur sourde qui parait siéger dans le rein gauche ; il n'a aucun trouble du côté des urines, qui sont cependant émises en quantité un peu supérieure à la normale. A la palpation du rein gauche, on provoque de la douleur; mais il est absolument impossible de sentir le rein ; on pénètre librement et facilement sous les côtes; ce mode d'exploration ne donne absolument rien. On fait radiographier le malade par M. Vaillant, chef du laboratoire de radiographie de l'hôpital Lariboisière, et sur l'épreuve on voit au niveau du bassinet gauche une ombre diffuse qui semble due à la présence d'un calcul. En présence de ce signe et des commémoratifs, on décide une intervention. Néphrotomie le 20 septembre 1901, par MM. Souligoux et Lecène ; l'incision classique permet de mettre à nu le rein ; on l'isole complètement du tissu périrénal et alors on peut sentir un calcul logé dans le bassinet, de la grosseur d'une prune environ ; on l'enlève après avoir incisé le rein et on renferme en drainant les parties profondes de la plaie. Suites normales ; le malade quitte l'hôpital guéri.

Obs. XXXI. — *Pyonéphrose tuberculeuse et cancer du rein. Cathétérisme des uretères* (In Thèse d'Imbert, 1898).

M..., 35 ans, entre le 1er mai 1897, salle Velpeau. Pas d'antécédents héréditaires ni personnels. En 1891, sont apparues des hématuries qui se sont produites sans cause occasionnelle ; elles se répètent de 1891 à 1894 ; leur durée varie de quelques heures à un mois ; elles sont séparées par des intervalles de même durée ; habituellement totales et peu abondantes, elles sont quelquefois initiales; parfois elles sont accompagnées de caillots. En outre, le malade a noté dans la même journée l'alternative de mictions claires et sanglantes. Les crises hématuriques ne se sont pas accompagnées de douleurs ; elles n'augmentent pas la fréquence des mictions ; les fatigues, les transports en voiture sont sans influence sur elles. Deux fois, le malade aurait rendu de petits graviers phosphatiques. En 1894, les hématuries cessent pour ne plus se reproduire. Peu après le malade est atteint d'urétrite avec orchite ; ces accidents durent trois mois, mais disparaissent d'une façon complète. Fièvre typhoïde en avril 1896. Du mois de décembre 1896 au mois d'avril 1897, le malade présente un accès de fièvre quotidien s'élevant de 38° à 40°. Dans l'intervalle, les urines deviennent troubles, le malade maigrit et ressent quelques douleurs vagues dans la région lombaire. Au mois d'avril, il constate pour la première fois une tumeur dans le flanc droit et il entre à l'hôpital. A son entrée, on constate les signes suivants : il y a, dans le côté droit de l'abdomen, une masse de surface irrégulière, sonore dans sa partie inférieure, non douloureuse ; son bord interne arrive à deux travers de doigt de la ligne médiane, son bord externe à deux travers de doigt de la ligne du flanc ; l'extrémité inférieure arrive presque à l'ombilic ; l'extrémité supérieure ne semble pas pénétrer sous les côtes. Le ballottement est peu prononcé. L'uretère n'est pas douloureux ; le testicule paraît sain ; la prostate est bosselée et la vésicule gauche un peu grosse, sans noyaux. La vessie est peu sensible à la distension, bien que le malade urine tous les trois quarts d'heure ; mais la fréquence des mictions existait déjà avant le début de la maladie. Ses urines sont très troubles, surtout après la marche ; mais à aucun moment, on n'y découvre de traces de sang, pas de bacilles. Fièvre le soir. Signes d'induration du poumon gauche. Le 7 mai, M. Albarran pratique le cathétérisme de l'uretère et retire du pus presque pur. Le 15 mai, une sonde à bout olivaire n° 6 est introduite de nouveau sans obstacle et laissée à demeure jusqu'au soir ; il s'en écoule une grande quantité de pus, dans lequel on ne trouve pas de bacilles de Koch, ni d'autres microbes ; une sonde plus volumineuse est arrêtée à 10 ou 12 centimètres de l'embouchure de l'uretère. A la suite de cette évacuation, la tumeur a diminué sensiblement ; les jours suivants, on pratique seulement le massage de la tumeur pour faciliter l'expression du pus. Le 15 juin cathétérisme de l'uretère gauche (rein sain) ; on retire 150 grammes d'urine un peu sanguinolente ; pendant le séjour de la sonde, le malade n'expulse pas une goutte d'urine par l'urètre, mais seulement du pus. La sonde détermine une légère crise de colique néphrétique gauche qui cesse après son ablation. Vu l'absence de microbes, on porte le diagnostic de pyonéphrose tuberculeuse avec rétrécissement de l'uretère. Le 19 juin, on pratique de nouveau le cathétérisme de l'uretère sain. La sonde est laissée en place 24 heures ; les urines recueillies, d'abord un peu sanguinolentes, deviennent absolument claires.

Examen comparé des deux urines :

REIN GAUCHE SAIN	REIN DROIT MALADE
Urine limpide.	Urine très purulente
Q = 1.270	250 cc.
D = 1.016	1.015
Urée en 24 heures = 13gr,80.	2gr,20
Chlorures = 15 grammes.	3gr
Acide phosphorique = 1gr,24.	0gr,19

Le 24 juin, néphrotomie par M. Albarran. Le rein droit énorme est difficile à mobiliser ; il est entouré de petits foyers purulents ; l'uretère est réséqué dans l'étendue de 12 centimètres. A l'examen de la pièce on constate que, outre ses lésions tuberculeuses, le rein enlevé est atteint de cancer, ainsi que cela a été démontré par l'examen histologique. Guérison sans incidents. Le malade est revu guéri et bien portant en décembre 1897 avec des urines claires.

Obs. XXXII. — *Pyonéphrose. Cathétérisme des uretères.* — Suarèz, *Annales des maladies des organes génito-urinaires*, 1899.

L. L.., 46 ans. Marié. Français. N'a jamais eu de blennorrhagie. Il y a un an que les urines sont troubles. N'a pas eu d'hématuries et n'a pas uriné fréquemment. Il y a trois mois que les urines forment un dépôt au fond du récipient ; avant cette date, il ne l'a jamais eu. N'a pas eu et n'a pas de fièvre. *Examen.* — Canal libre. Vessie, capacité et exploration normales. Le trouble des urines est dû à du pus. Les reins ne se sentent pas à la palpation et ne sont pas douloureux. Si l'on fait un examen cystoscopique, on ne voit que des mucosités collées à la paroi. Ne rencontrant dans la vessie aucune lésion qui explique l'état des urines, nous avons cathétérisé l'uretère droit. L'analyse chimique, histologique et bactériologique nous démontre qu'il s'agit d'un rein normal. On cathétérise l'uretère gauche et on obtient une urine complètement trouble. L'analyse donne une diminution des sels, surtout de l'urée, l'existence d'une grande quantité de pus et de coli-bacilles. Le bacille de Koch ne se trouve pas. Au moyen d'un mandrin que nous plaçons dans l'uretère gauche, nous mettons un cathéter n° 11 que nous laissons permanent. On lave le bassinet tous les jours au nitrate d'argent à 1 p. 1.000 et plus tard à 2 p. 1.000. Quatre jours après on change la sonde urétérale pour un n° 13 et on continue les lavages. Le second jour, après avoir placé la sonde urétérale permanente, nous lui avons fait une injection de 1 gramme de bleu de méthylène au 1/20, comme l'indique Albarran. Le bleu s'élimine à l'heure par le rein sain en deux jours; par le (rein) malade, il ne s'élimine jamais. Nous n'avons pas pu faire la preuve du chromogène par suite de causes étrangères à notre volonté. Nous croyons que cette observation est très intéressante, parce que, si le diagnostic était difficile par suite de la rareté des symptômes, il était impossible de savoir si la maladie était bilatérale, unilatérale, ou lequel des deux reins était malade. Au moyen du cathétérisme des uretères, combiné avec la preuve du bleu de méthylène, comme le conseille Albarran, nous sommes arrivé à savoir que le rein droit était complètement sain et que le rein gauche était malade. Nous croyons intéressant de faire remarquer le fait suivant, qui n'est pas cité plus haut. Chaque fois qu'on se livrait à un examen explorateur sur ce malade, il avait un accès fébrile. Quand nous cathétérisions l'uretère du rein malade, le patient avait la fièvre pendant une semaine. Une fois la température descendue à la normale, nous placions la sonde dans l'uretère malade. Alors, l'ayant changée plusieurs fois pour un n° 13, il n'a pas eu un décigrade de température. Nous croyons que l'explication est simple.

Quand on faisait une exploration quelconque, les urines purulentes provenant du rein malade, ou pour mieux dire les microbes ou les produits que ceux-ci sécrètent, pénétraient dans l'organisme par les petites crevasses que produit toute exploration. Quand nous placions la sonde permanente urétérale, l'urine infectée passait directement du bassinet à l'extérieur au moyen du cathéter sans toucher les parois des organes inférieurs.

Obs. XXXIII. — *Pyélo-néphrite. Cathétérisme des uretères.*

Henri C..., 23 ans, employé de commerce, vient consulter le 12 novembre 1900, à la policlinique du Dr Bazy, à l'hôpital Beaujon, pour des douleurs lombaires s'accompagnant de pyurie. A l'âge de 10 ans, il a eu une scarlatine qui aurait duré une dizaine de jours ; dès le début de la convalescence, on fit un examen des urines dont le malade ne connait pas le résultat, mais on le mit immédiatement au lait pendant 40 jours, puis on fait une nouvelle analyse après laquelle on fait cesser le régime lacté. Jusqu'à son conseil de revision, il n'a jamais été malade, il n'était pas sujet à s'enrhumer; il n'a pas de sueurs. Depuis l'âge de 13 ans, il travaille au grand air et n'a jamais présenté aucun signe qui fasse penser à de la tuberculose.

Pendant sa première année de service, il a une grippe qui dure un mois et ne nécessite pas son entrée à l'infirmerie, il est soigné à la chambre. Il n'a jamais eu de blennorrhagie. C'est à la suite d'une marche qu'il éprouve pour la première fois des douleurs lombaires, sans prédominance d'un côté ; des douleurs ne procédaient pas par crises, elles consistaient plutôt en un endolorissement constant.

Après le repos de la nuit, il n'est pas calmé et il se présente à la visite; on l'exempte de service avec le diagnostic de courbature. Le surlendemain, il s'aperçoit que ses urines sont troubles ; il le dit au médecin qui le constate, cherche l'albumine, mais n'en trouve pas; néanmoins il le fait entrer à l'infirmerie et le met au régime lacté.

Pendant quelques jours, ses urines restent aussi troubles et laissent par le repos un dépôt blanchâtre au fond du bocal; puis il a un accès de fièvre, la température monte au-dessus de 39° et on l'envoie à l'hôpital. Dès le lendemain, la fièvre cesse, il reste 3 jours alité; mais les urines présentent toujours les mêmes caractères. De plus, sans que les mictions soient douloureuses, elles occasionnent un chatouillement désagréable qui disparaît dès que la miction a cessé. Il n'a pas de polyurie, ni de pollakiurie; la quantité d'urine des 24 heures n'a jamais dépassé 1.500 grammes ; il n'urine que 4 fois par jour et ne se lève jamais la nuit. Il reste à l'hôpital 12 jours avec le diagnostic d'embarras gastrique fébrile, puis il est envoyé en congé de convalescence de 60 jours. Il se fait alors soigner chez lui par son médecin qui lui trouve 0gr.70 d'albumine ; il lui donne de la théobromine. Les urines seraient alors devenues un peu moins troubles ; le dépôt aurait diminué de moitié, et la quantité d'urine aurait augmenté, mais sans jamais dépasser 2.000 grammes dans les 24 heures ; il n'urine pas plus souvent qu'auparavant. Il rentre au régiment et à l'hôpital ; dès son entrée, on analyse ses urines, on lui trouve 0gr.25 d'albumine ; on le met au régime lacté et on lui donne du lactate de strontium. L'endolorissement lombaire diminue, il ne souffre presque plus spontanément, seule la pression du rein gauche éveille de la douleur. Il sort de l'hôpital où il n'est resté que quelques jours, et il part en permission de 25 jours. Profitant de son congé, il va consulter le Dr Albarran qui le fait venir à l'hôpital Necker où il lui fait le cathétérisme des uretères le 5 octobre 1900. L'exploration, nous dit-il, commence à 10 heures et demie et dure 1 heure et demie, elle le fait beaucoup souffrir ; il reste encore couché pendant 2 heures pendant lesquelles on recueille les urines du rein gauche. Il rentre immédiatement chez lui, mais il souffre beaucoup ; il a des envies continuelles et impérieuses d'uriner, sans pouvoir satisfaire ces envies. Il prend une voiture et en arrivant à la maison il parvient à uriner quelques gouttes seulement colorées en rouge; enfin, un quart d'heure après, il a une miction plus abondante qui n'est pas colorée. Fatigué, il se met au lit, il éprouve une douleur sourde dans la région lombaire ; il se lève le lendemain matin, mais, à 5 heures du soir, il est pris de fièvre, il n'a pas eu de frisson, mais il a de la céphalée, la peau est chaude, l'anorexie est absolue; il se couche, et, le lendemain matin, il constate un bouton d'herpès sur la lèvre inférieure. Il reste chez lui 25 jours, ne se fatiguant pas ; les urines restent troubles, de quantité normale ; les mictions ne sont pas plus fréquentes. Il retourne chez le Dr Albarran qui lui fait un certificat constatant qu'il est atteint de tuberculose rénale, et lui conseille la néphrectomie. Arrivé au corps avec son certificat, il est immédiatement proposé pour la réforme et réformé. Il revient à Paris le 8 novembre, va consulter son médecin sur l'opportunité de l'opération qui lui a été conseillée. C'est alors qu'il est adressé au Dr Bazy et se présente à la consultation sans toutefois raconter son histoire tout d'abord. L'examen des urines étant alors négatif, un traitement général lui est prescrit et on lui dit de revenir le lendemain sans avoir uriné depuis le matin, pour qu'on puisse examiner son premier jet ; mais il refuse avec la dernière énergie croyant soupçonner qu'on veut de nouveau lui pratiquer le cathétérisme des uretères dont il semble avoir gardé un mauvais souvenir, et il complète alors son histoire. En résumé, il se plaint actuellement d'un endolorissement de la région lombaire et de pyurie, deux phénomènes qui ne l'ont pas quitté depuis 7 mois.

Cette douleur dont il se plaint occupe la région lombaire sans prédominance d'un côté ; elle a été autrefois constante, mais aujourd hui elle ne l'est plus ; il ne souffre qu'après une grande fatigue, et il peut venir à pied de la Bastille à l'hôpital Beaujon sans trop souffrir ; après un repos de 20 minutes, il dit ne plus rien ressentir. Les mouvements brusques, les changements violents de situation ne réveillent aucune douleur, et la position qui le fatigue le plus, est la position assise, lorsqu'elle est très prolongée. Il n'a jamais eu de crises avec irradiations pouvant rappeler les douleurs de la colique néphrétique. Sa pyurie a été constante depuis 7 mois ; les urines sont troubles dès le premier jet, et au repos dans le bocal, donnent un dépôt blanc épais de 1 à 2 travers de doigt. L'examen microscopique y montre une grande quantité de staphylocoques, mais sans leucocytes ; ce n'est qu'à un examen ultérieur que l'on trouva des globules de pus. On ne trouva jamais de bacilles de Koch.

Il n'a jamais eu à aucun moment de la fréquence dans les mictions, il a toujours uriné 3 ou 4 fois par jour et ne s'est jamais levé la nuit ; ce n'est seulement qu'à la suite du cathétérisme des uretères que les mictions ont été fréquentes et douloureuses. Il n'a jamais eu d'hématurie ; ses urines n'ont été teintées de rouge qu'à la suite de ce même cathétérisme. L'état général n'est pas atteint ; le sujet est vigoureux, d'un aspect très satisfaisant ; il n'a pas maigri, l'appétit est bon ; il n'a jamais eu de transpirations nocturnes. Depuis ces 7 mois de maladie, il n'a eu que deux accès fébriles, le premier au début, et le second le lendemain du cathétérisme. L'épreuve du bleu de méthylène a montré que la perméabilité rénale était normale. On donne au malade de l'acide benzoïque en cachets ; il revient deux ou trois fois à la consultation, souffrant de moins en moins et on le perd de vue.

Obs. XXXIV (1). — *Tuberculose rénale. Cathétérisme de l'uretère. Réflexe urétéro-vésical. Épreuves du bleu et de la phloridzine. Contradiction entre le résultat fourni par le cathétérisme urétéral et l'épreuve de la perméabilité. Néphrectomie.*

Félicie P...., femme B..., âgée de 39 ans, ménagère, entre dans mon service, hôpital Beaujon, salle Huguier, n° 15, le 17 janvier 1901, envoyée par le Dr Bouisson, ancien interne des hôpitaux. La malade a commencé à souffrir il y a un an, en janvier 1900. Elle aurait, dit-elle, eu une cystite pour laquelle elle est allée à l'hôpital Necker où on lui a fait des injections. A ce moment, elle avait de fréquents besoins d'uriner et des hématuries terminales, et ses urines contenaient du pus. C'est aux mois de mars et d'avril que ses urines étaient les plus troubles, et c'est surtout à ce moment-là qu'elle est allée à l'hôpital Necker (dans le service de M. Guyon), où on lui a fait des lavages de vessie et des injections de nitrate d'argent. Après un de ces lavages, elle a été prise d'une fièvre violente qui a duré une dizaine de jours qu'elle passa chez elle.

Au bout de quelque temps, elle retourna à l'hôpital Necker, où on lui dit qu'elle devait entrer. Elle fut mise en observation. et. après quelque temps, on lui dit qu'il fallait lui faire le cathétérisme de l'uretère. Elle l'accepta, dit-elle, avec répugnance. Il fut fait par M. Albarran. On lui mit deux sondes dans la vessie, qu'elle garda depuis 11 heures du matin jusqu'à 6 heures du soir environ. Dès le début, elle se mit à souffrir dans le côté droit, et bientôt les douleurs envahirent tout le côté gauche, des flancs aux aines. C'est ce qui faisait dire à la malade qu'on lui avait mis une sonde dans chacun des deux uretères, et nous n'avons pas pu arriver à la convaincre que de ces deux sondes, l'une était dans la vessie, l'autre dans l'uretère. Ainsi, cette malade a souffert du côté cathétérisé et aussi de l'autre côté. Le soir même, elle avait une température de 39°,4 qu'elle n'avait pas eue depuis l'accès de fièvre signalé plus haut. Cette fièvre a duré plusieurs jours et est allée en diminuant. Après examen de l'état de l'urine, on lui a dit qu'on ne pouvait pas lui enlever son rein, qu'on ne pouvait que le lui ouvrir, mais qu'il fallait le faire. Pendant ce temps, elle allait en s'affaiblissant de plus en plus, ne mangeait plus. Elle n'avait pas voulu accepter la néphrotomie, parce qu'elle avait vu dans le service des malades qui avaient le flanc fistuleux et qu'elle ne voulait pas être dans cette situation.

L'observation n'est que la reproduction des paroles de la malade, faite aussi fidèlement que possible. Se sentant de plus en plus fatiguée, elle était allée voir le Dr Bouisson, ancien interne des hôpitaux, qui l'avait

(1) Bazy, Valeur comparative des méthodes d'exploration de la perméabilité rénale et du cathétérisme de l'uretère, in *Bulletin de la Soc. de Chirurgie*, 31 juillet 1901.

soignée antérieurement. Le Dr Bouisson, qui est au courant de nos discussions sur la valeur du cathétérisme urétéral, parce qu'il est un des rares praticiens s'occupant de médecine générale, abonné au *Bulletin de la Société de chirurgie*, le Dr Bouisson, dis-je, me l'adressa. Je voulus la faire entrer pour la mettre en observation. Elle ne voulut pas, parce qu'elle craignait qu'on n'eût à lui faire l'opération qu'elle avait refusée. Enfin, à bout de forces, elle se décida à entrer. En l'examinant, nous trouvons dans le flanc droit une tumeur qui va dans la fosse lombaire, occupe l'hypocondre, descend à un travers de doigt au-dessous d'une ligne horizontale passant par l'ombilic et arrive presque à la ligne médiane. Elle est immobile, assez ferme et résistante ; ce rein serait moins gros qu'au mois de novembre dernier. La vessie vide, on sent l'urétère droit gros, régulier, mais pas très dur ; il paraît mesurer 1 centimètre de diamètre ; la pression du doigt au niveau de son orifice vésical détermine une sensation pénible (réflexe urétéro-vésical). L'orifice urétéro-vésical gauche est indolent. Rien dans le flanc gauche. L'urine est très trouble, fébrile, jaune orangé. La malade a maigri considérablement depuis qu'elle est malade. Perte d'appétit absolue depuis 8 mois, dégoût complet des aliments ; l'aspect est cachectique, le teint terreux L'analyse de l'urine totale, faite après son entrée, donne les résultats suivants, pendant qu'elle éliminait encore le bleu :

Volume	625 c.c.
Couleur	brun verdâtre
Aspect	Louche
Dépôt	blanc grisâtre
Odeur	putride
Densité	1,020
Réaction	acide

	PAR LITRE	PAR 24 HEURES
Sucre	néant	»
Albumine	1,20	0,75
Urobiline	quantité notable	»
Urée	19,21	12,006
Indican	néant	»
Acide urique	0,60	0,375
Pus	grande quantité	»
Sang	néant	»

A l'examen microscopique, leucocytes très nombreux ; pas de globules rouges ; cellules épithéliales ; urates.

Epreuve du bleu de méthylène, le 23 janvier :

	VERT	CHROMOGÈNE
	—	—
1er verre.	rien	rien
2e —	rien	léger vert
3e —	vert très net	vert très net
4e —	vert très net	»
5e —	vert mousse	»
6e —	vert bouteille	»
7e —	plus léger	»
8e —	plus foncé	»
9e —	plus foncé	»

Ce vert subsiste les 24, 25, 26, 27, 28 janvier.

Épreuve de la phloridzine :

1er verre (1/2 heure après l'injection). .	rien
2e —	réduction très nette
3e —	réduction très nette
4e —	rien
5e —	»
6e —	»

Ainsi, nous avions un léger retard dans l'apparition du bleu et dans celle de la phloridzine. Ces constatations nous imposaient une certaine réserve au point de vue du pronostic, mais ne contre-indiquaient nullement une opération qui était la seule solution d'une situation absolument désespérée. Aussi avons-nous proposé la néphrectomie à cette malade, qui, après beaucoup d'hésitations basées sur cette croyance qu'on ne pouvait lui faire qu'une simple néphrotomie, finit par accepter. Je l'ai opérée le 5 février 1901 ; je copie le registre d'opérations. 5 février 1901. — Néphrectomie pour pyonéphrose suppurée. — Incision habituelle. Après être arrivé sur le triangle de J.-L. Petit, on tombe sur la capsule adipeuse du rein qui est épaissie et sclérosée. Son épaisseur est telle qu'on ne peut pas encore se rendre compte de la situation du rein. On l'incise directement dans la direction soupçonnée, laissant en avant une masse de 2 à 3 centimètres d'épaisseur environ que l'on pense être le tissu sous-péritonéal fibreux. Toutefois, pour se rendre compte de la nature de cette masse, on l'incise.

La surface de section en est rouge brun, au point qu'on peut supposer que c'est le rein, et, d'autant que la surface saigne abondamment. Mais la coloration, trop brune pour un rein malade, fait éloigner cette hypothèse, de même que sa position trop antérieure. Alors on incise à nouveau le tissu scléreux plus en arrière et on tombe sur un rein haut situé, bosselé, d'aspect brun jaunâtre. Une ponction au niveau des bosselures molles fait couler du pus, et la constatation de l'altération profonde de l'organe fait que l'on en tente l'ablation. On fait la décortication, qui est assez facile ; mais il est moins facile d'amener l'organe et surtout le pédicule, d'une part à cause du volume du rein, que l'on réduit, il est vrai, par des ponctions successives et qui se réduit de lui-même par l'éclatement des poches, d'autre part par l'absence d'élasticité et les adhérences du pédicule. Aussi place-t-on deux clampts sur lesquels on pose une ligature en X (ligature dite de meunier). La ligature porte sur une partie du bassinet. On cherche à enlever l'uretère, mais il est perdu au milieu d'un tissu scléreux si abondant et si épais qu'on y renonce. On cautérise le pédicule au thermo-cautère. La partie supérieure du rein est transformée en cavité à paroi très mince, tapissée de magma caséeux et remplie aussi de matières caséeuses. A la partie inférieure, le pus qui sortait était plus lié et beaucoup moins grumeleux. On réexamine à nouveau la masse que l'on avait incisée au début. Elle paraît être constituée par du tissu hépatique, ce qui paraît d'autant plus remarquable qu'elle ne serait reliée au foie que par une languette assez mince.

Au-dessus, l'épaisseur de tissu compris entre la loge rénale et la paroi abdominale antérieure est moins grande qu'au niveau du tissu supposé hépatique. On met un drain et une mèche de gaze, après avoir fait un surjet pour faire l'hémostase sur ce tissu supposé hépatique. Suture de la peau au crin de Florence. Pansement aseptique. Chloroforme.

Examen des pièces (*M. Decloux*). — Tuberculose rénale typique. Couche périphérique de dégénérescence caséeuse. Couche moyenne d'envahissement tuberculeux (cellules géantes, infiltrations leucocytaires intratubulaires). Couche externe ; glomérules atrophiés et glomérules aplatis.

Dire que les suites immédiates de l'opération ont été parfaites serait exagéré. Le choc opératoire fut assez vif, comme il l'est, du reste, chez tous les cachectiques suppurants, et nous dûmes avoir recours aux injections de sérum, 500 à 1.000 grammes par jour pendant trois jours.

Le soir de l'opération, température 37°,4, dépression assez considérable.

Le 6,	température du	matin	38°,2	Pouls	136
—	—	soir.	37°,6	—	120
Le 7,	—	matin	36°,8	—	108
—	—	soir.	36°,8	—	96
Le 8,	—	matin.	37°,	—	88

L'urine émise dans les 24 heures :

Le 6,	fut de	350	centimètres cubes
Le 7,	—	400	—
Le 8,	—	750	—
Le 9,	—	2.100	—
Le 10,	—	1.600	—

Mais ce qui fut le plus remarquable, ce fut la cessation des douleurs de la miction et la diminution considérable de la fréquence de ces mictions, presque dès le premier jour ; cette femme, qui urinait toutes les demi-heures, toutes les heures, n'a plus uriné que trois ou quatre fois dans la journée, et quatre ou cinq fois la nuit. L'appétit est bientôt revenu, le goût pour la viande et le pain, qu'elle avait perdu depuis huit mois, a reparu, et cette femme s'est mise à manger avec plaisir et à engraisser. Elle est sortie le 6 mai, engraissée et en état, préoccupée par deux petites fistulettes qui persistent et qui lui rappellent malheureusement les orifices avec drain qui lui avaient fait refuser la néphrotomie.

Obs. XXXV. — *Cystite, pyélo-néphrite. Réflexes pyélo-vésical et urétéro-vésical.*

Le nommé C..., Alexandre, âgé de 45 ans, entre le 27 avril 1901, dans le service du Dr Hartmann, à Lariboisière, pour des phénomènes de cystite. Il a eu une blennorrhagie à 21 ans qui a duré 5 mois, soignée par des injections de sulfate de zinc et des balsamiques, et qui a complètement guéri. Il a contracté en Cochinchine des fièvres intermittentes qui ont duré 3 ans et qui sont actuellement guéries. Il y a 6 ans environ qu'il a commencé à avoir de la polyurie trouble, il urinait par moments 10 à 12 litres par jour, sans albumine ni sucre. Il a été soigné à ce moment à Necker pour une pyélo-néphrite. Il a été soigné ensuite à Laënnec par le Dr Landouzy avec le diagnostic de tuberculose rénale, puis à Cochin par le Dr Chauffard pour albuminurie et ulcère de l'estomac (?). L'année dernière, dans le service du Dr Landrieux, il a été pris pour la première fois d'hématurie, qui est survenue à la fin d'une miction. Il y a 6 mois, il a eu une hématurie terminale qui a duré 3 semaines. Enfin, il y a 1 mois, troisième hématurie, totale, cette fois, qui a duré 15 jours. Il n'a jamais rendu de graviers dans ses urines. Actuellement, il urine environ toutes les demi-heures et souffre en urinant, mais surtout à la fin de la miction Les urines sont très troubles, contiennent des leucocytes mono et polynucléaires en très grande quantité, elles sont très épaisses. Leur quantité est augmentée, jamais le volume des 24 heures n'est descendu au-dessous de 2.500 centimètres cubes. Le dernier jet surtout est particulièrement purulent. A l'exploration de l'urètre, on sent avec l'olive 14, au niveau de la région membraneuse, un petit ressaut très net ; cette exploration provoque un léger saignement. Un peu d'hydrocèle du côté gauche ; rien aux épididymes. Le toucher rectal permet de constater que la prostate n'est pas augmentée de volume ; mais la pression au niveau du bas-fond vésical et surtout au niveau de l'embouchure de l'uretère gauche est très douloureuse et provoque l'envie d'uriner. Rien aux vésicules séminales. Rien aux poumons. Le rein droit est peu sensible à la palpation ; le rein gauche est très douloureux à la pression ; cependant, d'aucun côté, on n'arrive à sentir le rein. Mais si on exerce une pression au niveau du bassinet, on constate que cette pression est douloureuse, que cette douleur s'irradie vers la vessie et qu'elle provoque l'envie d'uriner. Cette douleur est bien plus intense du côté gauche. Le malade a considérablement maigri depuis quelques mois; sa température oscille entre 38° et 39°.

OBS. XXXVI. — *Cystite. Pyélo-néphrite droite. Réflexe urétéro-vésical.*

H..., Marguerite, 44 ans, entre le 4 mai 1901, dans le service du Dr Hartmann, à Lariboisière, parce qu'elle souffre de la vessie après la miction, depuis 1 an. Elle a eu à 14 mois une paralysie infantile ayant laissé une atrophie marquée de la jambe gauche et du bras droit. Il y a 15 ans, elle a eu un abcès fistuleux de la région trochantérienne droite, qui a duré un an. Il y a environ une douzaine d'années, elle a eu des suppurations froides à l'avant-bras, ayant laissé des cicatrices. Ses urines sont purulentes, le dépôt est très abondant; elle a des envies fréquentes d'uriner; sa vessie ne peut contenir plus de 120 centimètres cubes, sans devenir intolérante. Elle n'a jamais eu d'hématurie, ni de graviers dans ses urines Le rein droit est volumineux, facilement senti par la palpation, mais il n'est pas douloureux; la pression du bassinet est également indolente et n'éveille pas l'envie d'uriner. Elle a de petites ascensions thermiques de temps en temps; la température du soir se tient toujours très proche de 38°. Au toucher vaginal, la pression au niveau du col de la vessie est douloureuse et donne envie d'uriner. L'exploration de l'uretère droit donne la sensation d'un cordon empâté, douloureux, de la grosseur d'un porte-plume, et sa pression provoque également l'envie d'uriner. L'exploration de l'uretère gauche est nettement négative. L'épreuve du bleu de méthylène donne une perméabilité normale.

OBS. XXXVII. — *Urétérite et pyélo-néphrite droite légères. Réflexe urétéro-vésical. Traitement médical. Guérison.*

La nommée Berthe V..., ménagère, âgée de 26 ans, entre le 19 septembre 1901, dans le service du Dr Bazy, à l'hôpital Beaujon, salle Huguier, pour des douleurs lombaires. Elle a fait deux accouchements à terme et trois fausses couches, la dernière il y a 2 ans. Depuis le mois de janvier, elle souffre des lombes; la douleur est augmentée par la station debout, mais persiste au lit, elle s'irradie vers la fesse et vers la cuisse, à droite. La palpation du rein droit est douloureuse, et elle permet de constater que ce rein est mobile, on le sent entre les doigts et on peut facilement le faire remonter vers le thorax par une pression légère. Elle a quelquefois des envies fréquentes d'uriner, et alors les mictions se réduisent à quelques gouttes; les urines sont troubles. Pas de crises de rétention ni de polyurie; état dyspeptique, dilatation d'estomac, ptose intestinale. Au toucher vaginal, on constate que l'uretère droit est sensible, douloureux à la pression qui provoque très nettement une envie impérieuse d'uriner ; cette pression n'a aucun effet quand elle est exercée au niveau du col vésical. L'uretère donne la sensation d'un gros cordon élastique de la grosseur d'une sonde n° 15 ou 16. Traitement : repos et régime lacté. Le 8 octobre, on examine de nouveau la malade. Le cathétérisme de l'urètre donne une urine claire et limpide ; à la palpation de la région lombaire droite, on ne sent plus le rein. On sent encore un peu l'uretère droit par le toucher vaginal, mais sa pression ne provoque plus l'envie d'uriner. Le 10 octobre, la malade quitte l'hôpital sur sa demande.

Obs. XXXVIII. — *Cystite tuberculeuse ; tuberculose rénale gauche. Réflexes pyélo-vésical et urétéro-vésical.*

Le nommé Victor H..., mécanicien, âgé de 29 ans, entre à l'hôpital Beaujon, dans le service du Dr Bazy, salle Robert, n° 4, le 17 septembre 1901, pour des hématuries. Ce malade a été soigné, il y a deux ans, à Vincennes, pour de la tuberculose pulmonaire, et actuellement il présente au sommet gauche des signes de bacillose à la deuxième période. Depuis un an, il souffre des reins, avec prédominance du côté gauche. Il n'a jamais remarqué que son urine fût très trouble, mais, depuis qu'il souffre des reins, ses urines sont quelquefois teintées en noir par du sang ; mais ce sang était en petite quantité jusqu'au mois de mai dernier. A cette époque, le malade a eu une forte hématurie qui dure deux jours, puis les urines redeviennent claires ; le mois suivant, l'hématurie reparaît avec la même intensité, puis elle revient tous les mois sans jamais être en rapport avec les fatigues et les cahots, sans être influencée par la marche ou le repos ; ce sont des hématuries spontanées. Depuis deux mois, le malade en outre aurait remarqué la présence de gravier dans ses urines. La palpation, au niveau de la vessie, est un peu douloureuse. L'explorateur n° 21 est arrêté au niveau de la région périnéale, puis passe. L'explorateur métallique ne fait sentir aucun corps étranger dans la vessie. L'urine examinée dans les trois verres est trouble et rougeâtre dans le 1er et le 3e verre, plus claire dans le 2e. La palpation bimanuelle du rein gauche est douleuse. Quand on pratique le toucher rectal, si on exerce une pression au niveau de la corne gauche de la prostate, on provoque très nettement le besoin d'uriner ; de même, si on presse au niveau du col de la vessie. La pression de la corne prostatique droite provoque aussi un peu l'envie d'uriner, mais beaucoup moins nettement. La pression de la paroi abdominale, au niveau du bassinet, provoque le réflexe pyélo-vésical. L'épreuve du bleu de méthylène indique une perméabilité normale.

Obs. XXXIX. — *Tuberculose rénale gauche. Réflexes pyélo-vésical et urétéro-vésical.*

Malade âgé de 22 ans, ayant eu une blennorrhagie il y a 2 ans, dont il a conservé une goutte incolore, obtenue en pressant sur le canal. Il se plaint de troubles de la miction depuis 4 mois ; il a des envies d'uriner fréquentes, se lève jusqu'à 4 fois la nuit pour uriner. Les urines sont troubles et abondantes ; pas de douleur à la miction ; pas de symptômes généraux. Au toucher rectal, on sent la prostate augmentée de volume, molle dans presque toute son étendue, mais cependant on a la sensation d'un petit noyau induré dans le lobe droit. Le rein gauche n'est pas augmenté de volume, mais la pression du bassinet et de l'extrémité inférieure de l'uretère provoque très nettement les réflexes pyélo et urétéro-vésicaux.

Obs. XL. — *Pyélo-néphrite calculeuse. Réflexe pyélo-vésical bilatéral.*

Le nommé A..., âgé de 56 ans, vient consulter le Dr Bazy en septembre 1901, pour des douleurs lombaires avec symptômes généraux. Ce malade a eu autrefois, et à plusieurs reprises, des crises de coliques néphrétiques. Il se plaint actuellement de douleurs dans la région lombaire gauche, et depuis un mois ses urines sont troubles ; il a perdu l'appétit et le sommeil ; il s'est amaigri d'une façon considérable. La palpation du rein gauche en arrière est douloureuse, mais le rein n'est pas augmenté de volume ; on fait le diagnostic de calcul du rein gauche de petit volume et infecté. Le malade, peu après cette exploration, rend un petit calcul de la grosseur d'un petit haricot. Cette expulsion entraîne une amélioration dans l'état du malade ; l'appétit et les forces reviennent. Il est revu le 10 octobre, les urines sont troubles ; il existe le réflexe pyélo-vésical des deux côtés ; le rein gauche n'est pas senti par la palpation, mais le rein droit est augmenté de volume.

Obs. XLI. — *Cystite, urétérite. Réflexe urétéro-vésical.*

La nommée Marie B..., journalière, âgée de 35 ans, vient consulter le Dr Bazy, le 2 novembre 1900, à l'hôpital Beaujon, parce qu'elle souffre après avoir uriné et qu'elle voit du sang dans ses urines. Le début remonte à 6 ans ; la malade eut à ce moment des mictions douloureuses et sanglantes ; cela dura 3 jours et disparut complètement. Nouvelle crise semblable au bout d'un an. Puis, l'année dernière, une nouvelle crise, et cette année une première crise il y a 6 mois qui dura 2 mois, et une deuxième il y a 3 semaines, qui dure encore en ce moment. Les mictions sont fréquentes, tous les quarts d'heure, douleur en terminant.

Comme antécédents : opérée d'hémorrhoïdes il y a 8 ans, métrite il y a 3 ans : bien réglée ; un accouchement. La pression de l'abdomen au niveau de la vessie n'est pas douloureuse. Au toucher vaginal, l'utérus est petit en rétroversion légère, le col de la vessie est insensible ; on sent un peu l'uretère droit qui est douloureux et sa pression détermine le besoin d'uriner.

A l'examen cystoscopique, on voit l'orifice de l'uretère droit rouge et doublé de longueur, ses bords sont injectés et un peu œdématiés. Il nage des mucosités dans la cavité vésicale qui obscurcissent le cystoscope. A deux reprises, on voit couler de l'uretère droit un flot d'urine d'abord trouble, puis sanguinolente. Les parois de la vessie ont un aspect jaunâtre, le col seul est rouge.

Obs. XLII. — *Cystite, urétérite. Réflexe urétéro-vésical.*

La nommée Berthe T..., artiste, âgée de 21 ans, vient consulter à la policlinique du Dr Bazy, à l'hôpital Beaujon, le 3 janvier 1901. Elle a été soignée dans le service il y a 2 ans pour une métrite ; elle a toujours perdu en blanc depuis cette époque. Actuellement, elle souffre depuis 8 jours en urinant, surtout à la fin de la miction ; mictions fréquentes, douleurs dans le bas-ventre. Les urines sont très troubles. Au toucher vaginal, on sent l'utérus en antéversion ; le cul-de-sac latéral gauche est un peu bosselé et douloureux ; par la palpation bimanuelle, on sent une masse de la grosseur d'un petit œuf de poule. La pression au niveau de l'orifice urétéral droit détermine l'envie d'uriner ; on sent l'uretère sous la forme d'un cordon élastique non induré.

Obs. XLIII. — *Cystite, urétérite, réflexe urétéro-vésical. Salpingite.*

Honorine A..., âgée de 24 ans, salle Huguier, n° 16, à l'hôpital Beaujon, service du Dr Bazy, entrée le 17 septembre 1901. Opérée en 1899, pour un kyste de l'ovaire. Depuis, elle a eu deux grossesses, la dernière il y a 1 an ; depuis, elle a de la leucorrhée, elle tache son linge en vert ; elle souffre en urinant, elle a du ténesme vésical et rectal. Depuis 8 jours, aggravation des symptômes. Les urines sont troubles ; on voit le pus sourdre au méat. Au toucher vaginal, le bas-fond de la vessie est sensible en arrière du col ; dans le cul-de-sal latéral gauche, on sent une masse douloureuse, dure, ferme, du volume d'une mandarine. On sent aussi du même côté l'uretère, sous la forme d'un petit cordon rubanné, mince ; sa pression détermine de la douleur et de l'envie d'uriner.

A l'examen cystoscopique on voit l'orifice de l'uretère gauche rouge sur une éminence boursouflée. Laparotomie le 12 novembre pour ablation des annexes ; l'abdomen ouvert, on sent avec le doigt l'uretère augmenté de volume, cette sensation correspond bien avec celle que donnait le toucher vaginal.

Obs. XLIV. — *Double rein mobile. Pyélite droite, cystite. Réflexe urétéro-rénal.*

La nommée Victorine L..., cartonnière, âgée de 30 ans, entre dans le service du Dr Bazy, à l'hôpital Beaujon, salle Huguier, pour des hématuries, le 12 octobre 1901. Elle a accouché il y a 7 mois, et 12, jours après son accouchement, elle a commencé à pisser du sang et à avoir des besoins fréquents d'uriner. Actuellement, cet état persiste et le sang apparaît à la fin de la miction. Au toucher vaginal, on sent l'uretère droit qui est rubané, sensible à la pression. La douleur répond dans le rein correspondant. Le rein droit est mobile, douloureux à la pression. L'uretère gauche est égalcment rubané, on le sent sous le doigt, mais la pression ne détermine pas de douleur ; de ce côté également, le rein est mobile et descend plus bas que du côté droit.

Obs. LXV. — *Cystite, urétérite, pyélo-néphrite. Réflexe urétéro-vésical.*

La nommée Louise L..., âgée de 36 ans, vient consulter dans le service du Dr Bazy, à l'hôpital Beaujon, le 2 novembre 1901. Le début de son affection remonte à 3 mois, à la suite d'un accouchement ; depuis cette époque, elle a des pertes blanches, des mictions augmentées de fréquence et douloureuses, surtout à la fin. Les urines sont troubles et contiennent de gros flocons purulents, surtout dans le troisième verre. Le rein droit est augmenté de volume ; la pression est douloureuse au niveau du bassinet, et la douleur s'irradie vers le creux épigastrique : le rein lui-même est douloureux à la pression, son extrémité inférieure descend jusqu'au niveau de l'ombilic. Par le toucher vaginal, on détermine de la douleur et de l'envie d'uriner en comprimant l'embouchure de l'uretère droit. Cependant, l'uretère n'est pas senti en ce point ; on le sent augmenté de volume roulant sous le doigt, un peu plus haut.

Obs. XLVI (résumée), in Casper et Richter, *Functionelle Nieren-diagnostik mit besonderer berücksichtigung der Nierenchirurgie*, Berlin, 1901. — Obs. LIV. Frau K. (Fall Dr Kummel, Hamburg. 64 Jahre Alt. Tuberculosis ren. sin.).

Tuberculose rénale gauche. Exploration des fonctions rénales par le cathétérisme urétéral, la phloridzine et la cryoscopie.

Rein droit { $\Delta = 1,51$.
Glycosurie phloridzique = réaction positive.

Rein gauche { $\Delta = 0,37$.
Glycosurie phloridzique = négative.

Opération : Néphrectomie du rein gauche. Gomme tuberculeuse. Guérison.

Obs. XLVII (résumée), in Casper et Richter, *loc. cit.* — Obs. LV. Frau P. (Fall Dr Kummel, Hamburg. 44 Jahre Alt. Pyonephritis calcul. dextr.).

Pyélonéphrite calculeuse droite. Exploration des fonctions renales.

Rein gauche { Δ = 1,03. Phoridzine = positive.

Rein droit { Δ = 0,14. Phloridzine = négative.

Opération : Néphrectomie du rein droit. Guérison.

Obs. XLVII (résumée), in Casper et Richter, *loc. cit.*, p. 151. Nr. 62. Frau F. (Fall von Geh Rath, König, 49 J. Aufg. 2, IV, 1900, entl. 27, VI, 1900. Abcess. in ren. dextr. Pyelonephritis levis sinistra.)

Il s'agit d'une malade présentant un pyonéphrose à droite et une pyélonéphrite légère à gauche. Les deux reins éliminent une légère proportion de sucre après l'injection de phloridzine. Opération : néphrectomie droite. Guérison.

CONCLUSIONS

Le diagnostic des affections chirurgicales du rein présente une double importance, tant au point de vue de l'état du rein malade qu'au point de vue de l'état de l'autre rein.

Cette importance est d'autant plus considérable que les interventions sur le rein doivent être des interventions précoces.

Aucune des méthodes que nous avons exposées ne peut être suffisante par elle-même ; c'est par l'ensemble de ces divers procédés, ou par un choix judicieux d'un certain nombre d'entre eux, qu'on peut arriver à faire un diagnostic utile.

Un rein malade doit être examiné au point de vue physique, au point de vue clinique et au point de vue fonctionnel.

Les signes physiques sont fournis par les procédés ordinaires d'exploration et, en particulier, par la palpation ; la cystoscopie doit intervenir très souvent comme moyen d'exploration indirecte. Le cathétérisme urétéral peut être rangé aussi dans cette catégorie de procédés d'exploration ; mais son emploi doit être absolument banni toutes les fois qu'on se trouvera en présence d'une vessie infectée.

Les signes cliniques ont une grosse importance en pathologie rénale ; un rein malade manifeste généralement sa lésion, soit directement, soit à distance. Les caractères de l'hématurie et de la pyurie rénales sont généralement assez nets. L'exploration de l'uretère au niveau de son extrémité supérieure, et surtout au niveau de son extrémité vésicale, doit être pratiquée avec soin chaque fois qu'on soupçonnera une infection vésicale de s'être propagée au rein ; la présence des réflexes pyélo-vésical ou urétéro-vésical est l'indice certain d'une lésion rénale inflammatoire.

Toute intervention sur le rein, et en particulier la néphrectomie, devra être précédée de l'exploration fonctionnelle du rein supposé sain appelé à suppléer le rein enlevé. D'après nos observations, nous croyons que l'épreuve de la perméabilité rénale par le bleu de méthylène et la phloridzine constitue le procédé de choix et donne la plus grande sécurité. Ce mode d'exploration a le grand avantage de ne pas nécessiter l'emploi du cathétérisme urétéral, et il permet de fixer le pronostic des suites opératoires à des degrés divers.

BIBLIOGRAPHIE

ACHARD. — Diagnostic de l'insuffisance rénale. *Congrès de* 1900.

ACHARD et CASTAIGNE. — Diagnostic de la perméabilité rénale. *Société médicale des hôpitaux*, avril 1897.

— Sur l'application du bleu de méthylène au diagnostic de la perméabilité rénale. *Société médicale des hôpitaux*, juin 1897.

— Sur l'élimination du bleu de méthylène. *Société médicale des hôpitaux*, juillet 1897.

— *Société médicale des hôpitaux*, janvier 1898.

ACHARD et WEIL. — *Archives générales de médecine*, mars 1898.

ACHARD et DELAMARRE. — La glycosurie phloridzique et l'exploration des fonctions rénales. *Société de biologie*, 3 février 1899.

— L'exploration clinique des fonctions rénales par la glycosurie phloridzique. *Société médicale des hôpitaux*, avril 1899.

ACHARD et CLERC. — L'épreuve du bleu de méthylène, la durée et le taux de l'élimination. *Société médicale des hôpitaux*, février 1900.

ACHARD et CASTAIGNE. — L'exploration clinique des fonctions rénales par l'élimination provoquée. *Monographie de l'œuvre médico-chirurgicale*, août 1900.

— *Examen clinique des fonctions rénales*, Paris, 1900.

ACHARD et LOEPER. — L'épreuve du bleu de méthylène dans la dégénérescence amyloïde des reins. *Soc. de biologie*, décembre 1900.

ALBARRAN. — Art. Exploration du rein. In *Traité de chirurgie*, LE DENTU, DELBET.

— *Congrès d'urologie*, 1897.

— Diagnostic des hématuries rénales. *Annales des maladies des organes génito-urinaires*, 1899.

— Nouveaux procédés d'exploration appliqués au diagnostic des calculs du rein. *Annales des maladies des organes génito-urinaires*, 1899.

ALBARRAN et LÉON BERNARD. — La perméabilité rénale étudiée par le procédé du bleu de méthylène dans les affections chirurgicales des reins. *Annales des maladies des organes génito-urinaires*, 1899.

— *Bulletin de la Société de chirurgie*, juin 1900.

BAR, MENU et MERCIER. — Faits pour servir à l'étude de la perméabilité rénale au bleu de méthylène à la fin de la grossesse dans l'albuminurie gravidique et dans l'éclampsie. *Bulletin de la Société d'obstétrique*, 9 mars 1898.

BAZY. — *Du diagnostic des lésions des reins dans les affections des voies urinaires.* Th. Paris, 1880.

— Diagnostic des lésions dites chirurgicales du rein. *Revue de gynécologie et de chirurgie abdominale*, 1898.

— De la néphrotomie et en particulier de la néphrotomie précoce dans les pyonéphroses. *XIIe Congrès français de Chirurgie*, Paris, 1898.

— Des pseudo-inflammations des voies urinaires. *Annales des maladies des organes génito-urinaires*, 1899.

— Du réflexe urétéro-vésical et pyélo-vésical et du signe de Bouchard en pathologie rénale. *Presse médicale*, 20 avril 1901.

— Valeur comparative des méthodes d'exploration de la perméabilité rénale et du cathétérisme de l'uretère. *Bulletin de la Société de chirurgie*, 31 juillet 1901.

— A propos du cathétérisme uretéral. *Bulletin de la Société de chirurgie*, 16 octobre 1901.

— *Maladies des voies urinaires* (4 vol. de la collection Léauté).

BERNARD (LÉON). — *Les fonctions du rein dans les néphrites chroniques*. Th. Paris, 1900.

BERTON. — *Tuberculose et lithiase rénales. Essai sur leur diagnostic différentiel*. Th. Paris, 1900.

BONNEAU (AUG.). — *De la compression des uretères par l'utérus gravide et des pyonéphroses consécutives*. Th. Paris, 1893.

BOUCHARD. — *Maladies par ralentissement de la nutrition*.

— *Traité de pathologie générale*. T. III.

— Molécule urinaire élaborée moyenne. *Journal de physiologie et de pathologie générale*. 1899.

— *Bulletin de la Société de biologie*, 1899.

BOUSQUET. — *Recherches cryoscopiques sur le sérum sanguin*. Th. Paris, 1899.

BRAULT. — L'exploration fonctionnelle du rein. In *Traité de médecine*, CHARCOT, BOUCHARD. T. V.

BUGUET. — *Comptes rendus de l'Académie des sciences*, 16 août et 8 nov. 1897.

CASPER. — Therapeutische Erfahrungen über Ureterkatheterismus. *Berliner klinische Wochenschrift*, Januar 1899, n° 2.

CASPER et RICHTER. — *Functionelle Nierendiagnostik mit besonderer berücksichtigung der Nierenchirurgie*, Berlin, 1901.

— Fortschritte der Nierenchirurgie. *Arch. klin. Chir.*, Bd. 64, Heft 2, p. 470, 1901. *Congrès de Chirurgie allemande*, 1901.

CASTAIGNE. — Diagnostic de la perméabilité rénale par le bleu de méthylène. *Gazette des hôpitaux*, 11 juin 1898.

— *Épreuve du bleu de méthylène et perméabilité rénale*. Th. Paris, 1900.

CHABRIÉ. — Analyse chimique des urines. In *Traité de pathologie générale*, de BOUCHARD.

CHARRIN, RICHE et MAVROJANIS. — Influence des lésions rénales sur l'intestin. Variations de l'élimination du bleu. *Société de biologie*, 1898.

CHAUFFARD et CASTAIGNE. — L'épreuve du bleu et les éliminations urinaires chez les hépatiques. *Journal de physiologie et de pathologie générale*, 1899.

CHEVALIER. — *De l'intervention chirurgicale dans les tumeurs malignes du rein*. Th. Paris, 1891.

— Rapport sur le rein mobile. *Congrès d'urologie*, Paris, 1901.

CLAUDE et BALTHAZARD. — La cryoscopie des urines dans les affections du cœur et des reins. *Presse médicale*, 17 février 1900.

COUVELAIRE. — Sur la dégénérescence kystique des organes glandulaires et en particulier des reins et du foie. *Annales de gynécologie*, novembre 1899.

DEAN BEVAN (Arthur) (de Chicago). — Diagnosis of stone in the kidney by the X Ray, and its treatment. *Annales of Surgery*, March 1901. Vol. XXXIII, n° 3.

DELAMARRE (VALERY). — *De la glycosurie phloridzique; son application à l'exploration clinique des fonctions rénales*. Th. Paris, 1899.

DESSIRIER et LEGRAND. — Curieux exemple de lithiase rénale latente. *Médecine moderne*, 19 juillet 1901.

DICKINSON. — *On renal and urinary affections*, 1885.

DREYFUS. — *Société médicale de Lyon*, 1898.

ESTRABAUT. — *Les faux urinaires*. Th. Paris, 1899.

FREUDENBERG. — *Berliner klin. Wochenschrift*, 1900, n° 42.

GLÉNARD. — *Province médicale*, 16 avril 1887.

GOSSET. — *Etude sur les pyonéphroses*. Th. Paris, 1900.

— Traitement des rétentions rénales. *Revue de Chirurgie*, mars 1900.

GUIARD. — Th. Paris, 1884.

GUILLET. — *Des tumeurs malignes du rein*. Th., 1888.

GUYON. — *Leçons cliniques*.

GUYON et ALBARRAN. — Physiologie pathologique des rétentions rénales. *Annales des maladies des org. génito-urinaires*, 1899, et *Congrès d'urologie*, 1897.

HARTMANN. — *Bulletin de la Société de chirurgie*, 28 nov. 1899. — 16 fév. 1902.

HERESCO. — *De l'intervention chirurgicale dans les tumeurs malignes du rein*. Th. Paris, 1899.

HOFMANN. — *Archiv. für klin. Med.*, 61.

ILLYÉS (GÉZA DE). — Le cathétérisme des urétères appliqué à quelques méthodes de diagnostic des maladies des reins. *Annales des mal. des org. gén.-urin.*, 1900.

IMBERT. — *Du cathétérisme des uretères par les voies naturelles*. Th. Paris, 1898.

ISRAEL. — *Berl. klin. Woch.*, 1889, n°s 7 et 8.

— Was leistet der Ureterkatbeterismus der Nierenchirurgie? *Berliner klinische Wochenschrift*, januar 1899, n° 2.

— *Chirurgie du rein et de l'uretère*. Traduction par GUILLERMO RODRIGUEZ, Paris, 1900.

KOHLER. — *Archiv. für klin. Med.*, 1899.

KORANYI. — Zur Theorie der Harnabsonderung. *Centralbl. für Physiol.*, 3 nov. 1894.

KUMMEL. — Praktische Erfahrüngen über Diagnose und Therapie der Nierenkrankheiten. *Arch. f. klin. Chir.*, 1901. Bd. 64, Heft 3, p. 579.

LEGUEU. — Des formes communes de la tuberculose rénale. *Annales des mal. des org. génito-urinaires*, juin 1901.

LÉPINE. — Modifications dans la composition de l'urine sous la dépendance de troubles apportés au fonctionnement du rein. *Gazette hebdomadaire*, 1898.

— Valeur clinique des résultats fournis par le bleu de méthylène. *Société médicale de Lyon*, 1898.

— Sur la perméabilité rénale. *Lyon médical*, 1898.

— Elimination du rouge trisulfonate de soude. *Société médicale de Lyon*, 1898.

LESNÉ. — *Etude de la toxicité de quelques humeurs de l'organisme au point de vue expérimental et clinique*. Th. Paris, 1899.

LESNÉ et P. MERKLEN. — De l'élimination du bleu chez les nourrissons. *Société de pédiatrie*, 14 mai 1901.

LÉVI (LÉOPOLD). — Art. Examen des urines. In *Manuel de diagnostic médical* de DEBOVE et ACHARD.

LEVENE. — *Journal of Physiology*, 1894, t. XVII.

LUYS (GEORGES). — *Congrès d'urologie*, Paris, 1901.

— La séparation de l'urine des deux reins. *Presse médicale*, 11 janvier 1902.

MANASSE. — Echinokokken in den Harnwegen. *Centralblatt für die Krankheiten der Harn*, Heft II, 1898.

MICHAUX (GEORGES). — *Les néphrites chroniques hématuriques*. Th. Paris, 1900.

MILIAN. — Cytodiagnostic des urines rénales. *Société de biologie*, 12 oct. 1901.

MORRIS. — *Surgical diseases of the Kidney*, 1885.

NICOLICH. — L'instrument séparatif de l'urine de Downes. *Annales des mal. des org. gén.-urinaires*, juin 1901.

OBERST. — *Ueber die Grenzen der Leistungsfähigkeit des Röntgenverfahrens in der Chirurgie*, Bd. I, Heft 2.

PINARD, VARNIER et VAILLANT. — *Bulletin de l'Académie de médecine*, 7 décembre 1897.

RAOULT. — *Comptes rendus de l'Académie des sciences*, 1880-1896.

RINGEL. — Contribution au diagnostic de la lithiase rénale par la radioscopie. *Centralblatt für Chir.*, 1898.

SIMONELLI. — Nuovo metodo di esame della permeabilita renale. *Nuova rivista clinica-terapeutica*, t. III, n° 10, 1899.

TALAMON. — Pronostic des albuminuries. *Congrès de Nancy*, 1896.

TRÈVES. — *British medical Journal*, 1885.

TUFFIER. — Art. Rein. In *Traité* DUPLAY, RECLUS.

ULTZMANN. — De la pyurie et de son traitement. *Progrès médical*, 1884.

VAQUEZ et BOUSQUET. — La pression osmotique chez les êtres vivants. *Presse médicale*, 5 avril 1899.

VIEILLARD. — *De la cryoscopie des urines*, Rueff, 1900.

WINTER. — De l'équilibre moléculaire des humeurs. Etude de la concentration des urines. *Arch. de physiologie*, 1896.

WYSS. — Zwei Decennien Nierenchirurgie (Aus der Züricher chirurgischen Klinik der Prof. Dr Krönlein), in *Beiträge zur klinischen Chirurgie*, 1901, XXXII Band, Heft I..

TABLE DES MATIÈRES

14-2-02. — Tours, imp. E. Arrault et Cie.

www.ingramcontent.com/pod-product-compliance
Ingram Content Group UK Ltd.
Pitfield, Milton Keynes, MK11 3LW, UK
UKHW020150220726
13923UKWH00001B/454